健康中国——中医药防治肿瘤丛书

林丽珠 主编

U0950857

三师而行，远离淋巴瘤

林丽珠 张景涛 翟林柱◎编著

医师 厨师 禅师

广东高等教育出版社
Guangdong Higher Education Press
·广州·

图书在版编目（CIP）数据

三师而行，远离淋巴瘤 / 林丽珠，张景涛，翟林柱编著．—广州：广东高等教育出版社，2018．7（2020．4 重印）

（健康中国——中医药防治肿瘤丛书 / 林丽珠主编）

ISBN 978－7－5361－6177－1

Ⅰ．①三… Ⅱ．①林… ②张… ③翟… Ⅲ．①淋巴瘤 － 防治 Ⅳ．① R733.4

中国版本图书馆 CIP 数据核字（2018）第 111717 号

★特别说明：本书用到的视频请关注“好的课”微信公众号，注册并登录后，使用“扫一扫”扫描相应的二维码，即可获得视频资源。也可以打开网站“好的课”（www. heduc. com），在“学习资源”页面搜索“健康中国——中医药防治肿瘤丛书”，打开并下载。

出版发行	广东高等教育出版社 地址：广州市天河区林和西横路 邮编：510500　营销电话：（020）87554152 http://www.gdgjs.com.cn
印　　刷	华睿林（天津）印刷有限公司
开　　本	787 毫米 ×1 092 毫米　1/16
印　　张	7
字　　数	104 千
版　　次	2018 年 7 月第 1 版
印　　次	2020 年 4 月第 3 次印刷
定　　价	28.00 元

主编简介

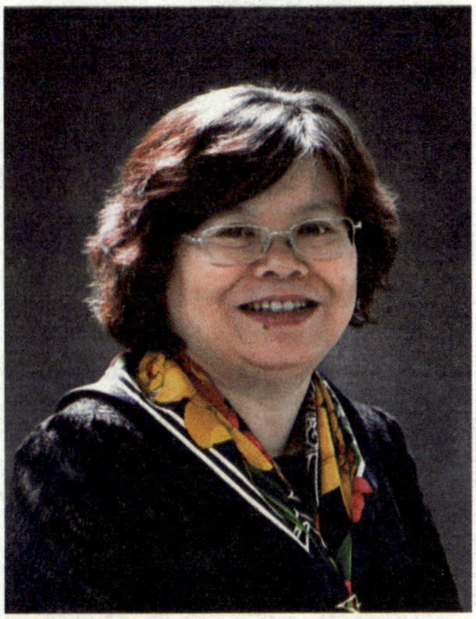

林丽珠，广东省汕头市人，广州中医药大学第一附属医院肿瘤中心主任、教授、博士生导师，肿瘤教研室主任，国内著名中西医结合肿瘤学专家。担任广东省重点学科中西医结合临床医学学科带头人，卫生部临床重点专科学术带头人，全国中医肿瘤重点专科学术带头人；国家食品药品监督管理总局（CFDA）药物评审咨询专家；兼任世界中医药学会联合会癌症姑息治疗研究专业委员会会长，中国民族医药学会肿瘤分会会长，中国中西医结合学会肿瘤专业委员会副主任委员，中国康复医学会肿瘤康复专业委员会副主任委员，广东省中医药学会肿瘤专业委员会主任委员，南方中医肿瘤联盟主席等。主持国家“十五”攻关项目、“十一五”支撑计划及国家自然科学基金等课题20余项，获教育部科技进步一等奖等多个奖项。荣获“国务院政府特殊津贴专家”“广东省名中医”“广东省首批中医药领军人才”“中国好医生”“全国最美中医”“广东省优秀临床科主任”等称号，2015年当选全国先进工作者，2017年当选党的十九大代表。

林丽珠工作30余年，始终坚持以患者为中心，倡导“中西结合、带瘤生存、人文关怀”理念，为无数晚期癌症患者带来生命的希望。科研上攻坚克难，硕果累累；教育上含辛茹苦，桃李满天下，带动岭南、辐射全国。构建肿瘤人文病房，成立肿瘤康复俱乐部，组建“天使之翼”志愿服务队，被誉为“让绝症患者不绝望的好医生”。

丛书主编

林丽珠　广州中医药大学第一附属医院

丛书编著者（按姓氏笔画排序）

左　谦　广州中医药大学

付源峰　广州中医药大学

朱　可　广州中医药大学第一附属医院

孙玲玲　广州中医药大学第一附属医院

李佳殷　广州中医药大学第一附属医院

肖志伟　广州中医药大学第一附属医院

余　玲　广州中医药大学第一附属医院

余榕键　广东省人民医院

张少聪　广州中医药大学第一附属医院

张景涛　广东省中山市陈星海医院

陈壮忠　广州中医药大学第一附属医院

林丽珠　广州中医药大学第一附属医院

林洁涛　广州中医药大学第一附属医院

胡　蓉　平安健康互联网医学中心

蔡陈浩　广州中医药大学第一附属医院

翟林柱　广州中医药大学第一附属医院

序

妙手起沉疴，慈心著丰篇

近闻林丽珠教授主编的“健康中国——中医药防治肿瘤丛书”即将付梓，我先睹为快，阅后觉耳目一新。

作为临床医生，平时忙于探索治疗疾病的优势方案以提高临床疗效，关注学术前沿以开拓治疗思路，有所心得写而为文，也多是专业论著，限于行内交流。如何向老百姓宣传医学的知识，使他们更加了解关于肿瘤的那些事儿，呵护宝贵生命，从而避免闻癌色变，进入防治误区呢？现代医学泰斗裘法祖院士曾说：“让医学归于大众。”医生的职责不仅仅是治病，还应该肩负起普及医学知识的社会责任。但将高深芜杂之专业知识科普化、大众化，又岂是容易之事。林丽珠教授的众弟子，均为扎根一线的医生，驭繁为简，历经三载，呕心沥血，终成“健康中国——中医药防治肿瘤丛书”，开启了肿瘤防治知识科普化的新篇章。

21 世纪以来，传染性疾病在很大程度上受到控制，由于人类寿命的延长，老龄化社会的到来，肿瘤疾病遂成为常见病、高发病之一，其流行形势严峻，病死率、致残率高，给个人、家庭、国家带来巨大的痛楚和压力。各国政府每年投入大量的人力、物力对肿瘤疾病进行研究。随着研究的深入，我们正逐步揭开肿瘤疾病的面纱，肿瘤防治也有了长足的进展。因此，2006 年世界卫生组织将肿瘤疾病定义为一种慢性疾病，可防可治，许多肿瘤患者得到及时医治，生活质量大大提高，生存时间也得以延长，治愈的病例不胜枚举。

但在我国，由于健康教育的普及不够，老百姓对肿瘤疾病缺乏正确的防治意识，缺乏行之有效的防治常识。一旦生病，或病急乱投医，或自暴自弃，或讳疾忌医，或迷信民间偏方及保健品等，而对于正规医院的系统医治却有抵触之心，因此常常造成失治、误治、延治，屡屡给生命财产造成损失，无不让人扼腕叹息。

中医药学对肿瘤的防治历史悠久，源远流长，内容博大精深，具有完整的理论体系及丰富的临床实践经验。《黄帝内经》曰“是故圣人不治已病治未病，不治已乱治未乱，此之谓也”，明确提出了“预防为主、防治结合”的思想，该思想指导着中医药学千百年来的临床实践，积累了丰富的经验。在漫长的历史长河中，中医药学为炎黄子孙防治恶疾、延年益寿做出卓越贡献，所得经验如繁花散落于古籍之中，点缀了中国几千年的文明。

中华人民共和国成立以来，在继承历代医家运用中医药学防治肿瘤的临床经验上，广大中医药工作者发皇古义，去伪存真，并积极吸收现代医学防治肿瘤的知识，形成了新的中西医防治肿瘤理论。在该理论的指导下，医务工作者积极利用一切手段防治肿瘤，并逐步形成和建立了中西医结合肿瘤防治体系，有利于提高中医对肿瘤疾病的防治水平，推广中医药在全球防治肿瘤领域的应用。

林丽珠教授为广州中医药大学第一附属医院肿瘤中心主任，行医三十余载，妙手仁心，大医精诚，诊治屡起沉疴，救人于癌肿苦痛之中。俗话说“授之以鱼，不如授之以渔”，林丽珠教授不仅重视临床实践，还身体力行做了许多防治肿瘤的科普推广工作。其与国医大师周岱翰教授合著的《中医肿瘤食疗学》出版后即一售而罄，2009 年获广州市第二届优秀科普作品积极创作奖，为年度畅销书。林丽珠教授多次受邀主讲防癌科普知识，如“礼来网络大讲堂——肺癌患者教育”“云山大讲堂——防治肿瘤 · 三师而行”“治疗肿瘤，别把中医当成最后的救命稻草”等，受到广大民众的欢迎。

本套丛书从临床实践出发，注重通俗实用，就 12 个常见的肿瘤病种，结合临床病例，用生动有趣的语言，将深奥难懂的恶性肿瘤防治知识通俗化，矫正民众在对防治肿瘤的认识上存在的误区，从而学会正确合理防治恶性肿瘤的方法。

本丛书的出版对宣传肿瘤的防治意义非常，可供普通读者、医学生以及医务人员等参考，故乐为之序。

邓铁涛

戊戌六月于羊城

目录

引 子

（一）初步认识淋巴瘤

淋巴瘤学名恶性淋巴瘤，顾名思义，是一种恶性的疾病，老百姓中俗称“淋巴瘤”，常发生在淋巴结或其他淋巴组织，也可以说是一种血液系统恶性肿瘤。不同于其他的恶性肿瘤，恶性淋巴瘤因为通常发生于血液系统而有其特殊的表现，常发病很隐秘，症状复杂多变，不容易引起人们的重视，所以大部分患者发现时已经是晚期，错过了最佳的治疗机会和一些治疗手段，给人们的生命带来极大的威胁。

早在几千年前，中医古籍中就有了关于淋巴瘤的记载，《灵枢》中指出：“寒热瘰疬在于颈腋者，皆何气使生？”“此皆鼠瘘寒热之毒气也，留于脉而不去者也。”清代王洪绪的《外科全生集》中有“恶核……与石疽初期相同，然其寒凝甚结，毒根最深”。《类证治裁》中指出：“结核经年，不红不痛，坚而难移，久而肿痛者为痰核，多生于耳、项、肘、腋等处。”这些论述与恶性淋巴瘤颈、腋下淋巴瘤肿大症状相类似。中医对于淋巴瘤的认识和治疗有着悠久的历史和丰富的经验。

随着环境污染的加剧、人口老龄化、吸烟和免疫缺陷及不良饮食习惯人群增多等因素的影响，癌症的发病率在我国呈逐年增加的趋势，癌症已经成为我国大众健康的首要杀手，而早发现、早诊断和早治疗是提高癌症治疗效果和降低死亡率的关键。恶性淋巴瘤在我国位居男性青壮年癌症死亡率的第三位，女性的第四位，但早期患者经规范治疗后完全有治愈可能。尽管有治愈的可能，老百姓对恶性淋巴瘤基本还是“闻而色变”，近些年，多位名人都被淋巴瘤无情地夺去了宝贵的生命，如罗京、霍英东、李钰等。

（二）身患淋巴瘤的名人

罗京，这个名字我们一定都不陌生，他就是中央电视台著名播音员。他 1983 年毕业于北京广播学院（今中国传媒大学）播音系，同年到中央电视台工作，担任《新闻联播》主播。在长期工作中，他形成了沉稳、大方、庄重的播音风格，深受全国电视观众的喜爱，被称为“国嗓”“时代的声音”。他曾获得“金话筒奖”终身成就荣誉，1999 年曾为中华人民共和国成立 50 周年阅兵式做现场报道。然而在 2008 年 8 月 31 日其最后一次主持《新闻联播》后，人们再也无法听到他回旋在祖国大地的声音。2009 年 6 月 5 日，罗京罹患非霍奇金淋巴瘤英年早逝，年仅 48 岁。罗京所患的“弥漫大 B 细胞淋巴瘤”是最常见的非霍奇金淋巴瘤，约占该淋巴瘤病率的 30%。尽管预后较差，但据有关统计显示，只要治疗及时、得当，仍有 70% 的弥漫大 B 细胞淋巴瘤患者能存活 5 年以上。根据公开的信息，罗京采取的主要是大剂量化疗后，进行骨髓移植的治疗方法。这种疗法对于体质强壮的患者与敏感的病理类型确实可以取得良好的疗效，但也有一种弊端，就是会在很大程度上摧毁患者的免疫系统，以至于很长一段时间无法恢复重建。在免疫力极度低下的患者中，一些原本对人体健康无害的细菌和病毒也会使其严重感染，进而导致各脏器功能的急性衰竭而死亡。罗京最终因心力衰竭抢救无效而去世。

霍英东，杰出的社会活动家，著名的爱国人士，香港知名实业家，香港中华总商会永远名誉会长，因病于 2006 年 10 月 28 日 19 时 30 分在北京逝世，享年 84 岁。1983 年霍英东查出患非霍奇金淋巴瘤，从发病到最终死亡，霍英东经历了 23 年的时间，同他一起患病的好友何贤选择赴美做手术，而霍英东选择在国内中西医结合治疗，体现了他对中西医结合治疗的高度信任。

李钰，1976年12月20日出生于陕西省西安市，中国影视女演员。2001年，参演首部电视剧《情深深雨蒙蒙》，凭借在剧中饰演方瑜一角而成名。据报道，2006年李钰就被查出患上淋巴瘤，她凭借坚强的意志一次次与病魔进行着斗争。确诊初期由于病情控制得好，在2006年的《舞林大会》上，已经患病的李钰还神采飞扬地前去参加比赛，模仿电影《喜剧之王》中张柏芝的那个经典动作，当时没有人能想象到她身心所承受的巨大压力。在与病魔的斗争中，李钰度过了生命中最艰难的3年，直到2009年3月她昏迷不醒，3月14日因淋巴瘤在北京协和医院病逝，终年33岁。

熊顿，本名项瑶，1982年出生，超人气绘本达人。因《熟女养成日志》一炮而红，被誉为中国版的高木直子。除《熟女养成日志》之外，她还陆续出版涂鸦漫画《熟女单身日记》《熟女“房”事心经》《减肥侠》等。2011年8月21日清晨，熊顿起床后便晕倒在地，被室友艾米送去医院，查出患了非霍奇金淋巴瘤，需住院治疗。熊顿整天在医院很无聊，精神状态也不好，就尝试着用画笔把自己住院治疗的经历记录下来。后来身体好转，出院休养，才在电脑上将手稿上色，画出了记录她住院点滴生活的人气漫画《滚蛋吧！肿瘤君》。关于自己得病，她说：“生活给予我的，不管是幸运还是坎坷，是快乐还是痛苦……所有情绪与经历统统可以成为付诸笔尖的素材。”带着这样的信念，在漫长而烦琐的检查、治疗中，靠着一支笔和一本速写簿，熊顿开始了《滚蛋吧！肿瘤君》的创作。“画画能打发时间，又好像能给我带来力量一样”，而“不舒服的时候，忍忍就过去啦”。她说得轻描淡写，仿佛这不是令人生畏的癌症，只是一场小小的感冒。然而，就是这么一个乐观开朗的女孩最终还是无法逃过病魔的魔爪。2012年11月16日熊顿

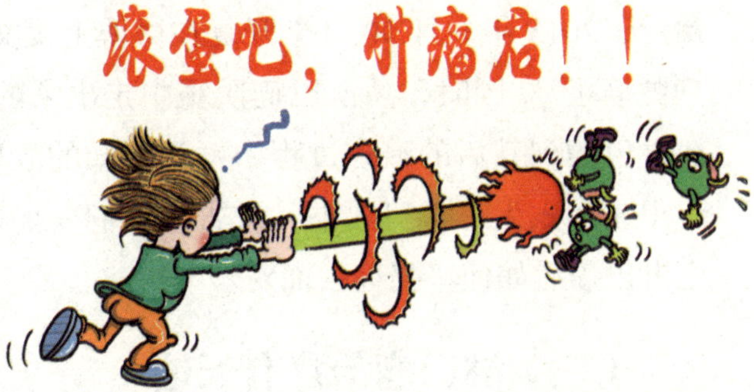

不幸离世，就在离世前的2周，她还录了《鲁豫有约》，讲述了自己与淋巴瘤抗争的过程，为社会传递正能量。

李开复，祖籍四川，1961年12月3日出生于台湾省台北县中和市（今新北市中和区）。曾就读于卡内基·梅隆大学，获计算机学博士学位。他是一位信息产业的经理人、创业者和电脑科学的研究者。曾在苹果、SGI（硅图）、微软和谷歌等多家IT公司担当要职。2009年9月从谷歌离职后创办创新工场，并任董事长兼首席执行官。2013年9月5日李开复在微博中发布的一句“癌症面前，人人平等”激起了千层浪，消息一经传开，人们不断猜测这位大众偶像究竟发生了什么。经证实，李开复所患的癌症为恶性淋巴瘤。患病后李开复也开始反省自己：“年轻时实在太大意，既不注意饮食又经常熬夜，而且几乎没有锻炼。今天身体出了状况，才重新审视健康的意义。”他规劝员工要加强身体锻炼，不要以为年轻就可以透支自己的健康。长期熬夜、压力过大被认为是导致李开复患恶性淋巴瘤的主要原因。2013年10月21日李开复称化疗后身体检查结果有几项指数未降反升，需要更加严格地遵照医嘱，专注于治疗和休养。他不得不大幅度减少在社交媒体上的时间。经过长达2年多的治疗，2015年6月30日李开复在微博上发文：“我最近两次检查都看不到肿瘤了。”同时，从淋巴瘤阴霾中走出来的他，将从2013年9月得知患淋巴瘤到其后的治疗过程中鲜为人知的故事和心路历程，以及死亡线上得来的人生思考写成书，来告诫人们要如何爱惜自己的健康，以及患上淋巴瘤后如何坚强地去面对。

（三）淋巴瘤治疗有天地

淋巴瘤并非只钟情于“名人”。李小明是一名应届毕业生，因为所学专业对知识水平要求较高，他决定攻读硕士研究生，继续深造学习，完善自己的专业知识。然而这个想法却遭到了父母和女友的反对，因为李小明家庭较困难，而且还有个弟弟正准备高考，同时女友也已经找到工作，要求李小明陪她一起工作。李小明为了自己的梦想，还是决定努力考研。经过1年多艰苦的复习，李小明的努力为他换来了某知名大学硕士研究生的录取通知书。2008年8月，李小明信心满满地迈进大学的校门。9月8日，学校按规定对学生进行入校体检，医生通过胸透发现李小明肺部有大片阴影；14日，李小明接受了电子计算机断层扫描（CT）增强造影检查，诊断的结果出乎所有人的意料——他患了恶性淋巴瘤。这一消息犹如晴天霹雳，李小明难以接受。在经历了一段消沉的日子后，在父母和女友的鼓励下，他决定正视疾病，积极接受治疗。11月，医院为李小明做了开胸手术，经病理诊断为恶性淋巴瘤，肿瘤转移到多个淋巴结，病情已属中晚期。手术后，根据病情需要，医生建议李小明继续化疗以控制肿瘤，而且可选用一种分子靶向药物治疗。在学校和社会的捐助下，李小明开始使用分子靶向药物联合化疗控制肿瘤。经过6次化疗，肿瘤控制良好，医生建议他暂停化疗，定期复查。李小明也得以返回学校完成自己的梦想。

同样是淋巴瘤，为什么霍英东“带瘤”生存了长达20多年，并且20多年间疾病并未严重降低他的生存质量，而罗京发病后仅仅生存了十几个月的时间？罗京发病时48岁，霍英东发病时60岁左右，罗京更年轻，身体素质应该更好，理应获得更好的治疗效果和更长的生存时间，但结果是，霍英东获得了远长于罗京的生存期。除了病理类型的不同对疾病的发展预后影响外，更重要的是霍英东采取了中西医结合治疗的手段，在放疗、化疗后长期坚持中医药治疗。中医认为淋巴瘤是一种全身的本虚表实的疾病，在治疗上更讲究“整体观念”和“标本兼治”，副作用小、改善症状明显、经济便宜等也是中医治疗淋巴瘤的优势。西医的优势在于能有效地杀灭肿瘤细胞，而中医能够保护人体的“正气”，使正常细胞免受“邪气”侵袭，中西医结合能最大限度地发挥杀灭肿瘤细胞的作用，同时能减轻治疗带来的不良反应。可以说中医能为西医的治疗方法增效减毒，中西医结合则能发挥各自的优势，补充各自的不足，将各自的疗效发挥到极致，为患者带来最好的效果和最小的不良反应。目前，在淋巴瘤的治疗领域，中医药治疗已经成为一种重要的手段，而中西医结合治疗淋巴瘤已经成为发展趋势，西方国家也开始发现和接受中医药在淋巴瘤治疗领域的作用，甚至许多外国的患者专门到中国寻求中医药治疗。

恶性淋巴瘤发病率在我国呈急速上升趋势，且呈现年轻化的趋势。在过去 20 年里，淋巴瘤发病率增加了 75%，每年新发患者约 4.5 万人，死亡人数超过 2 万人。更为可怕的是，恶性淋巴瘤发病隐匿，症状复杂多样，常常难以获得早期诊断和重视，严重地威胁和影响人类的生存，可谓之“作恶多端”。在发病形势日趋危急的同时，可喜的是随着新药、新的联合化疗方案的发展，包括中医药治疗淋巴瘤经验的不断积累、治疗理论的成熟、中西药结合特别是综合治疗方法的应用，恶性淋巴瘤的近期疗效和远期生存都有了明显的提高，恶性淋巴瘤已成为一类在相当程度上可以治愈之症。那应该如何预防恶性淋巴瘤呢？得了恶性淋巴瘤该怎么治疗？怎么“知此知彼，百战不殆”呢？下面就让我们一起来了解和认识恶性淋巴瘤。

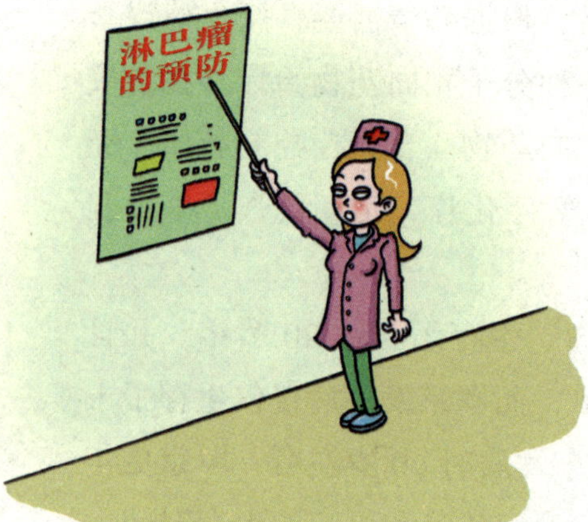

医师篇

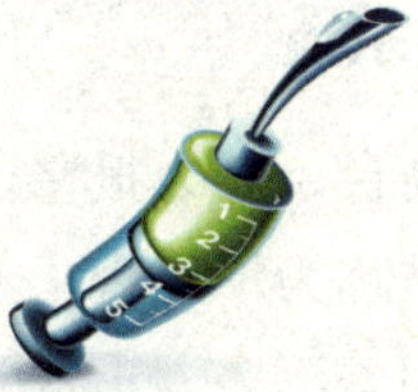

医师指导，合理用药
早期诊断，早期治疗
中西并重，早日康复

通过前面的“引子”，我们已经初步了解到恶性淋巴瘤是淋巴系统及淋巴结或其他淋巴组织发生的恶性肿瘤，是一种血液系统恶性肿瘤。那么，什么是淋巴结和淋巴组织呢？这些组织分布在人体的什么部位，主要起什么作用呢？下面我们就通过一些提问的方式来了解淋巴瘤是如何发生的、怎么早期发现、如何选择性地做一些检查等。希望通过这些内容介绍，能使大家对淋巴瘤有详细的认识。

一、认识自己——淋巴系统

（一）什么是淋巴系统

古代边陲常筑有一些高台，专为报警之用，当敌人来犯之时，守卫者就点火为号，这些高台被称为烽火台。人体有成百上千的淋巴结，细想起来与“烽火台”的功用差不多。正常人体浅表淋巴结很小，直径多在 0.5 厘米以内，表面光滑、柔软。当某处淋巴结发生肿大或有其他异常表现时，表明与其相关联的区域有“重要事情”发生。

淋巴结是机体重要的免疫器官。当细菌进入机体时，淋巴细胞会产生淋巴因子和抗体有效地杀伤细菌。“斗争”的结果是淋巴结内淋巴细胞和组织细胞反应性增生，使淋巴结肿大，被称为淋巴结反应性增生。能引起淋巴结反应性增生的还有病毒、某些化学药物、代谢的毒性产物、变性的组织及异物等。癌症经淋巴转移时，也会引起淋巴结肿大，癌细胞先聚集于边缘窦，经生长繁殖而累及整个淋巴结。因此，肿大的淋巴结是人体的“烽火台”，是一个报警系统。

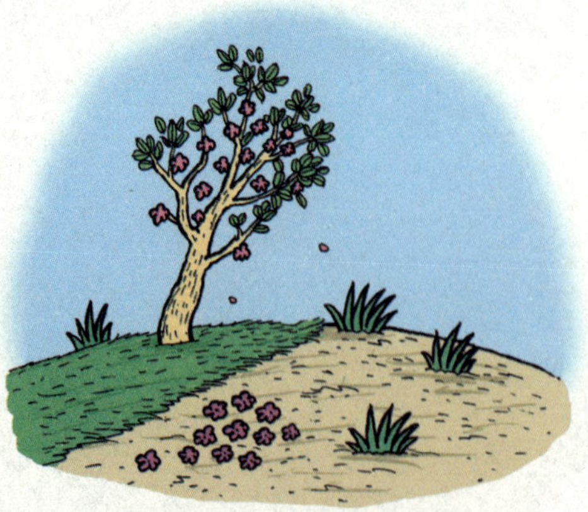

（二）人体的卫士

淋巴系统像遍布全身的血液循环系统一样，也是一个网状的液体系统。淋巴系统由淋巴管道、淋巴结、淋巴器官、淋巴液组成。淋巴结内含有淋巴液，是由血浆变成，但比血浆清，水分较多。淋巴器官包括脾、胸腺和腭扁桃体等，脾脏是最大的淋巴器官，它能过滤血液，除去衰老的红细胞，平时作为一个血库储备多余的血液。淋巴组织就是一个含有大量淋巴细胞的网状组织。

淋巴系统如此广泛地分布在全身的各个部位，足可见淋巴系统对人类生存的重要性，那么淋巴系统主要有哪些作用呢？淋巴系统的功能主要有以下几个方面。①身体的“大运河”：引流组织液、淋巴液和静脉沟通。②吸收脂肪：在肠道黏膜的小淋巴管负责吸收脂肪和脂溶性物质（如一些维生素），成为所谓的乳糜，这些营养经由淋巴系统进入血液。③身体的“士兵”：淋巴系统负责后天免疫，血液中的血浆从血管壁较薄的微血管流出，形成组织液，部分会流回血管。人体的免疫功能主要来自淋巴器官和淋巴细胞。淋巴系统主要负责抵御细菌、病毒等致病因素的入侵，清除新陈代谢产生的废物及淋巴细胞与“敌人”抗争时遗留的“尸体”，最后修补产生损伤的组织。由此可见，淋巴系统可以说是人体的保卫兵，守护着人体的健康。

淋巴系统对人体的作用可谓举足轻重，如果淋巴系统失去作用，人体就如同毫无还手之力的懦夫，只能任细菌和病毒肆虐。

二、认识敌人——淋巴瘤

（一）淋巴瘤的发生过程

当淋巴组织内的淋巴细胞在某些因素的作用下变成癌细胞时，则形成淋巴瘤。恶性淋巴瘤是淋巴结的一种疾病，其特点就是正常构造的淋巴结被破坏，一些不正常的癌细胞侵占了淋巴结并且肆意生长，正常的细胞越来越少，癌细胞越来越多，形成了肿块。

（二）淋巴瘤并非只局限于淋巴结内

淋巴瘤主源于身上的淋巴结，包括颈部、腋下、腹股沟的淋巴结以及在身体内部等各部位的淋巴结。但它也可发生于淋巴结以外的淋巴组织，即所谓的淋巴结外的淋巴瘤。譬如一些胃肠道、骨头或甲状腺、头颈、鼻咽等淋巴组织也可以长出恶性淋巴瘤。很多患者在起病的时候就是发现了其他地方的肿块。比如某大学欧教授，2017 年初出现了血便，开始的时候他以为只是痔疮，且以为是春节的时候吃太多大鱼大肉上火了，过了大半个月，喝了很多凉茶，可没有一点好转，于是到医院去看病。医生给他做肠镜检查，发现肠道内有个肿瘤，欧教授还以为自己得了肠癌，可最终病理结果出来却是淋巴瘤。他以为是误诊了，淋巴瘤不是长在淋巴结里吗？肠子里长了东西怎么可能是淋巴瘤？他到处咨询，后来得知淋巴瘤不仅可以长在淋巴结里，也会长在身体的其他地方。从这个例子中我们可以看出，淋巴瘤虽然主要发生于淋巴系统内，但它并不局限于淋巴系统内。

（三）淋巴瘤的易患人群

淋巴系统发生疾病，对人体的影响可想而知，哪些因素会导致淋巴瘤的发生呢？

淋巴瘤的发病率越来越高，究其原因，一方面是因为疾病的诊断水平提高，另一方面是因为生活环境的改变，比如有些人

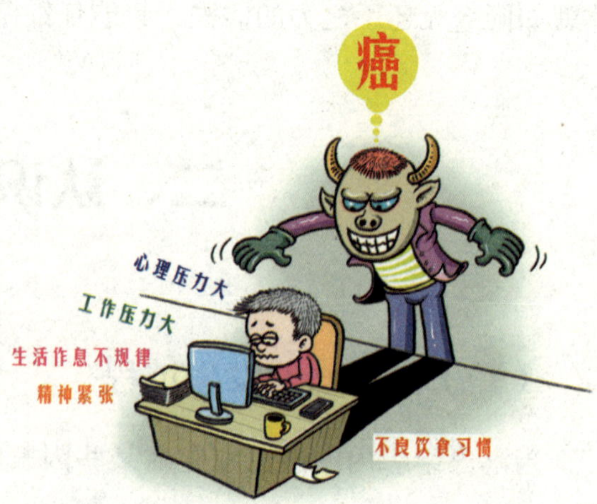

经常接触各种辐射、工作压力大，导致病毒感染和细菌感染增多等。

以前淋巴瘤多发病于农村人群，因为农村生活条件不好，饥饿、贫穷、卫生情况不佳等使其发病率高。随着人们生活条件不断改变，淋巴瘤多发病于白领、公司老板、经常值夜班者，以及经常处于电子辐射或射线环境者（比如手机、电脑）、使用化学劣质染发剂者或经常接触含苯或有机溶剂的化学制剂者，或长期过度疲劳者。长期跟随剧组拍摄《情深深雨蒙蒙》的李钰，虽然平时身体很好，性格开朗，但是三五天不睡觉地连续拍戏是家常便饭。“长期的拍戏工作实在很难保证睡眠，有时拍夜戏到深夜两三点，睡不了一会儿又该开工了。最夸张的一次连续5天都没睡过觉。”这是李钰生前在接受一个时尚节目的专访时对主持人说的话。因此，压力和作息不规律是淋巴瘤发病的重要原因。

在国内，食品卫生已经成为大家关注的话题，食品添加剂也成了人们心中的痛。研究表明，在长期过量食用食品添加剂的不良影响下，淋巴细胞在生长过程中有可能发生变异，增加患上淋巴瘤的风险。食品添加剂是人为添加到食品中的天然物质或人工合成的化学物质，在使用标准范围以内，人体的代谢能力可以将其降解排出体外，是相对安全的，但是一旦使用超过标准，添加剂就会沉积在体内伤害各个器官，造成病变甚至致癌。想要远离食品添加剂，最好的办法就是购买新鲜食品，自己加工。国外试验证实，同时服用乙胺丁醇和亚硝酸钠，小鼠患淋巴瘤的发病率将提高，而单用乙胺丁醇对淋巴瘤发病率无影响。此外，有的食品添加剂本身即可致癌，作为牛奶酸化剂的花楸酸、淀粉变性剂的琥珀酐、面包防硬剂的聚氧化乙烯乙醇硬脂酸等，在动物实验中

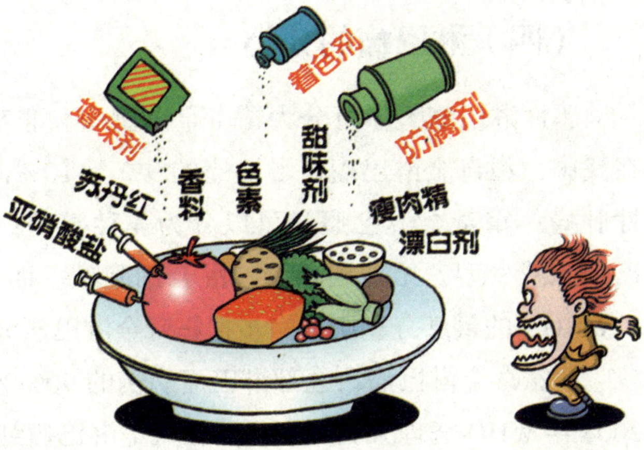

都显示具有致癌活性；有的添加剂在使用过程中可与食品中的成分发生作用转化为致癌物质，如能保持肉色鲜嫩的亚硝酸盐，会与蛋白质代谢后产生的胺类物质结合，形成亚硝胺，后者具有很强的致癌性。其他种类的防腐剂如苯甲酸、苯甲酸钠、山梨酸等，经毒理研证，过多剂量地摄入，也会影响人体的正常机能，削减人的免疫力，这就为人体细胞的变异提供了可能。

另外，遗传因素在恶性淋巴瘤的发病中也起着相当大的作用。霍英东先生患淋巴瘤，有遗传因素存在，霍英东的父亲于 1930 年患淋巴瘤猝逝，半个世纪后的 1983 年，霍英东也被检查出同样的疾病。香港著名女作家林燕妮，本有两弟一妹，可惜妹妹林雁妮 30 年前因淋巴瘤先走一步，至 2003 年底，其胞弟林振强和林振刚又先后因为淋巴瘤病逝，林燕妮一生至爱的三个弟妹，全被淋巴瘤夺去了宝贵的生命。

免疫功能的缺陷也会导致淋巴瘤的发生。机体的免疫系统是人自身的“士兵”，正常情况下，“士兵”紧紧监视着每个异常的细胞，及时把它消灭。如果“士兵”生病了，没人站岗了，那些“叛逆”细胞就会乘机繁殖，这样癌症就发生了。临床研究发现，一些身患肿瘤的患者因机体免疫力低下和化疗药物的使用，可能又会继发第二肿瘤，如患上淋巴瘤；有些疾病在治疗过程中，尤其在器官移植后，使用免疫抑制剂，因免疫被抑制了，也容易患上淋巴瘤。

（四）淋巴瘤的分类

恶性淋巴瘤大体可分为霍奇金淋巴瘤和非霍奇金淋巴瘤两大类。在我国，霍奇金淋巴瘤占淋巴瘤的 9% ～10%，是疗效相对较好的恶性肿瘤。霍奇金淋巴瘤又可以分为 4 种类型：淋巴细胞为主型、淋巴细胞减少型、结节硬化型、混合细胞型。而 2001 年世界卫生组织（WHO）的最新分型则进一步把霍奇金淋巴瘤分为 6 种亚型。

非霍奇金淋巴瘤占全部淋巴瘤病例的 90% 左右，疗效较差。根据 2008 年 WHO 病理分类原则，非霍奇金淋巴瘤细分为约 70 种亚型，有的病情进展较慢，有的则来势凶猛，不同亚型治疗方法并不一样，因为不同病理亚型的淋巴瘤的临床表现、治疗原则和预后均不相同。

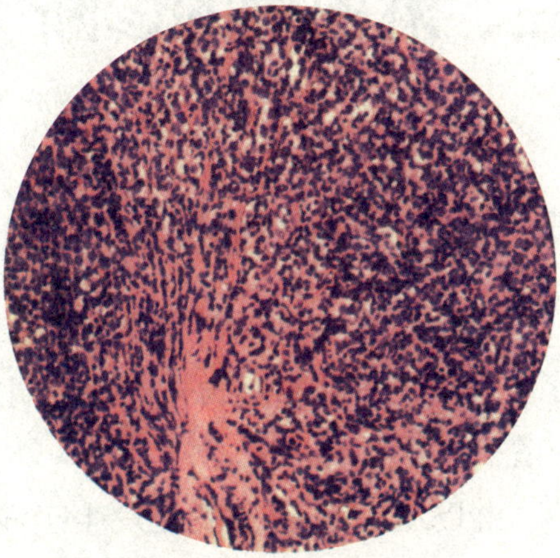

正是由于这些亚型的差异性很大，早期明确病理诊断和细分亚型、准确临床分期、恰当的治疗方案是获得最佳治疗效果的前提。非霍奇金淋巴瘤可粗略分为B细胞和T细胞两种类型，其中，弥漫大B细胞的淋巴瘤占30%～40%。对于这种发病率很高的亚型，目前采取以单克隆抗体利妥昔单抗为基础的一线免疫化疗，淋巴瘤治疗的整体疗效得到明显提高，5年生存率超过64%，使更多患者获得根治机会。T细胞型淋巴瘤相对来说比较少见，但其恶性程度高，病情发展快，易侵犯多个器官，目前治疗亦相对困难，效果也较差。

（五）霍奇金淋巴瘤和非霍奇金淋巴瘤的区别

霍奇金淋巴瘤和非霍奇金淋巴瘤是淋巴瘤的两个类型，都可以出现淋巴结肿大、发热、消瘦等。霍奇金淋巴瘤多见于年轻人，儿童较为少见。而非霍奇金淋巴瘤可见于各个年龄段的人。霍奇金淋巴瘤的预后相对较好，经典型霍奇金淋巴瘤的治疗相对简单经济，治疗效果较好，远期生存率也比较高。而非霍奇金淋巴瘤的预后相对来说较差，但也有治愈的可能。

三、淋巴瘤的诊断

（一）淋巴瘤的临床表现

早期发现和诊断淋巴瘤可以更早地选取全面的治疗手段，及早治疗。因此，和许多疾病一样，早期发现和诊断对于淋巴瘤的发展和预后有着极其重要的意义。

淋巴组织恶变一般先发生于浅表的淋巴结，如颈前、锁骨下等部位，少数患者也可先发生于淋巴结外的淋巴器官，比如脑、肺、胃、口腔等。多数患者在早期表现为无疼痛无不适的颈部淋巴结肿大，以后其他部位如颌下、腋窝淋巴结也会陆续被发现肿大。淋巴结可从黄豆大到枣大，中等硬度，均匀而丰满。到疾病后期，淋巴结会长到很大，并互相融合成块。纵隔也是恶性淋巴瘤的好发部位之一，多数患者在疾病初期常无明显症状，胸部X线检查才会发现，部分病例也可以肝脾肿大为首发症状。

恶性淋巴瘤除了这些病变导致局部肿块的表现外，还有肿瘤所致的全身表现，有的患者就以发热、皮疹、盗汗和消瘦等全身症状为最早出现的临床表现。有的患者长期不规则发热的原因不明，后来逐渐出现浅表淋巴结肿大，经过检查才确诊。也有少数患者伴有比较隐匿的病灶，但常常会有周期性低热。持续发热、多汗、体重下降等多

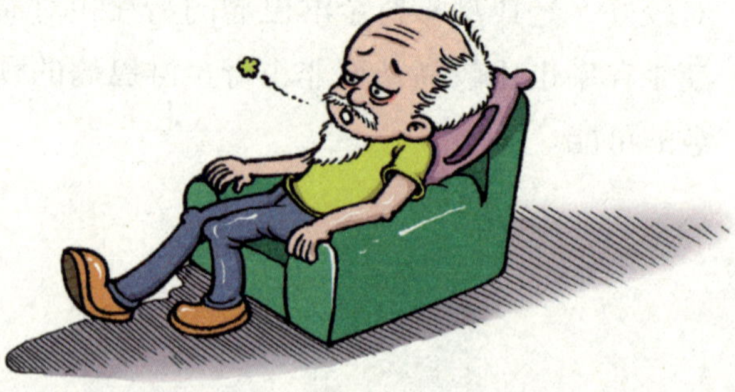

种症状的存在可能标志着疾病的进展。此外，神经系统、皮肤、骨髓系统也常常被累及。

淋巴瘤的早期症状与感冒非常类似，都有发烧、出汗、咳嗽等，因此很容易被混淆。生活中，很多人出现发热、咽痛、颈部淋巴结肿大，以为是简单的感冒和喉咙发炎，结果经过一个多月的各种治疗，症状仍然没有改善，到医院就诊，医生建议做淋巴结穿刺活检，才明确为淋巴瘤。因此，小小的感冒症状也应引起我们足够的重视。感冒通过人体自身的免疫系统调节，病情会逐步好转；而淋巴瘤出现的发烧、盗汗等症状，吃多少感冒药也无济于事，还会反复发作。淋巴瘤最明显的症状就是颈部、腋窝或腹股沟出现无痛性的浅表淋巴结肿大，而且肿块生长可快可慢，有的甚至经消炎治疗后就会好转和消退。很多人因此忽视病情，耽误了最佳治疗时机。

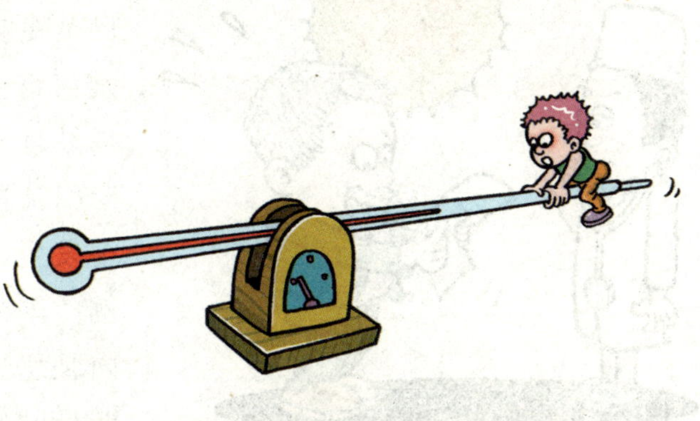

（二）淋巴瘤的早期信号

由于恶性淋巴瘤表现比较隐匿，不易被察觉，因此也被称为“最会伪装”的疾病。淋巴瘤早期症状与很多常见感冒等“小毛病”非常类似，因此一些“小毛病”症状特别值得重视。

不明原因的进行性淋巴结肿大，浅表淋巴结的无痛性、进行性肿大常是首发表现，尤以颈部淋巴结为多见，其次为腋下，首发于腹股沟或滑车上的较少。恶性淋巴瘤淋巴结肿大的特点多为无痛性，表面光滑，中等硬度，质地坚韧，均匀，丰满。霍奇金淋巴瘤首发于颈淋巴结者占60%～70%，左多于右。锁骨上淋巴结肿大提示病灶已有播散，右侧来自纵隔或两肺，左侧常来自腹膜后。超过六成的患者首先是发现自己颈部淋巴结肿大，刚开始仅仅是单一肿大，慢慢地数目开始增加，同时体积也逐渐增大。随后，腋窝、腹股沟淋巴结也会肿大。淋巴结肿大和发热经治疗有时好转，但经常有反复，并且总的趋势为进展性。患者如呈现上腔静脉堵塞或骨髓功能不全、白细胞和血小板减少，那是因为纵隔淋巴结肿大及骨髓浸润导致的，已是晚期淋巴瘤的体现。皮肤瘙痒是霍奇金淋巴瘤较特异的表现。局灶性皮肤瘙痒发生于病变部淋巴引流的区域，全身皮肤瘙痒大多发生于纵隔或腹部有病变的病例。国外的研究表明皮肤瘙痒与内脏恶性肿瘤关系密切，推测可能是肿瘤组织细胞会产生组胺及一些生物活性物质，这些物质随血液循环到达皮肤后，刺激皮肤的感觉神经末梢，引起不同程度的皮肤瘙痒，尤以发病初期表现明显。皮肤瘙痒属于淋巴瘤的 B 类症状，有数据显示，16% ～30% 的恶性淋巴瘤患者，尤其是女性患者，会出现不同程度的皮肤瘙痒，这是需要广大女性引起重视的。

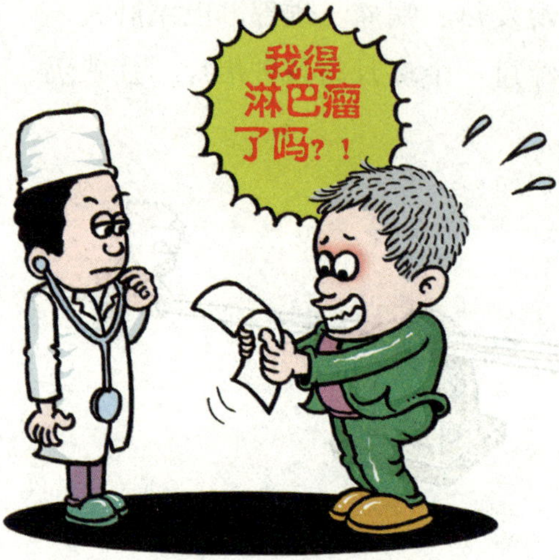

（三）淋巴结肿大不一定就是淋巴瘤

淋巴细胞的职能就是人体的卫士，淋巴结和淋巴组织就是战场，因此，每个正常人在其一生中都会反复发生淋巴结和淋巴组织增生肿大。尤其是双侧颌下和腹股沟淋巴结，前者的功能是监测和对抗口腔、鼻咽部的炎症反应，后者是监测和对抗双侧下肢和外阴的炎症反应。在我们的一生中，这些部位几乎不可避免地都会发生或多或少的感染和炎症反应，因此出现不同程度的淋巴结肿大也就不足为奇了。

大多数情况下，炎性反应消除后，增生肿大的淋巴结也会恢复至正常大小，但如果是长期、慢性炎症刺激，增生肿大的淋巴结就难以彻底恢复原貌。这些淋巴结中的淋巴细胞本质是好的，并没有发生恶性转变，因此称为淋巴结良性疾病，例如，慢性淋巴结炎、淋巴结核、淋巴结结节病等，此时淋巴结的肿大常较轻，质地较软，有触痛感，抗炎或抗结核治疗有效。

在日常生活中，我们应该常常自我查看，摸摸颈部、腋窝、腹股沟，看有没有肿大的淋巴结。假如有直径超过1厘米的肿大淋巴结，或者淋巴结突然变大，就要及时去医院就诊。另外，假如有持续半个月以上原因不明的高烧，特别是伴有消瘦时，更应该高度重视，尽快去医院就诊。

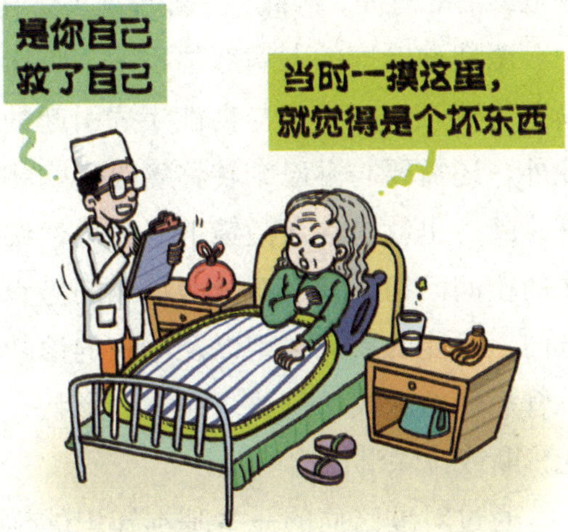

（四）发现淋巴结肿大怎么办

最近李先生发现颈部淋巴结肿大，这可把他吓坏了，淋巴结这么重要的免疫器官出了问题可不是小事儿，于是他赶紧来到医院。在做了系统检查和评估后，医生告诉他应该是最近感冒引起的，不必担心。但是，同样出现颈部淋巴结肿大的陈女士就没那么幸运了。2016年8月，陈女士发现颈部有个小肿块，但一直没有在意，近来，肿块越来越大，陈女士开始慌了，急忙赶到医院，经过一系列的检查，确诊为淋巴瘤。陈女士后悔当时没有重视，导致没有早期发现，失去了最佳的治疗时机。

从这两个例子可以看出淋巴结肿大这件事可大可小，所以在出现淋巴结肿大时一定不能慌，因为淋巴结肿大并不就等同于淋巴瘤，但同时我们也不能掉以轻心，应注意观察淋巴结的大小有无变化，有无疼痛，有无其他的一些症状。一般来说，淋巴结肿大长时间不消，手感比较韧或硬，没有疼痛，而且随着时间逐渐增多、增大，就要警惕肿瘤的可能，应及时到医院就诊，排除淋巴瘤。

（五）淋巴瘤的确诊方法

病理诊断是确诊淋巴瘤的“金标准”，也就是说，准确的病理诊断是规范诊治的前提。因此，一般情况下，在治疗前必须要进行病理诊断。

恶性淋巴瘤的发病部位不一，临床表现多样，与其他肿瘤相比，诊断更为困难。它常常与良性疾病引起的淋巴结增生、肿大等症状相似，此外，还需要与淋巴结转移癌等疾病相鉴别。此时确诊的主要依据是病理诊断，也就是在显微镜下寻找恶性细胞。医生丰富的从医经验，高水平的望闻问切、视触叩听，精细的检查和化验，有助于提出正确的诊断方向、可能的疾病类型以及适宜的诊断手段，但都不能替代病理诊断。不管病灶的深浅、位置、大小、形状、硬度如何，必须进行病理活检才能诊断或排除淋巴瘤。

通过对淋巴瘤的一些基本知识的学习，读者应该了解，在日常生活中可以通过自我检测以早期发现淋巴瘤的一些征象。淋巴瘤在临床上常以无痛性、进行性淋巴结肿大为主要表现，一个简单的自测办法就是“扪诊”——摸。因为多数淋巴瘤患者先在浅表淋巴结发病，如颈部、腹股沟和腋下淋巴结，这些部位都很容易摸到。通常，当病原体侵入人体发生感染时，淋巴结会肿大疼痛，炎症消失后淋巴肿块也会自然缩小。所以如果发现自己淋巴结出现无痛性、进行性肿大且可以排除明显诱发淋巴结增大的原因（比如炎症），就应去医院做相关检查，以排除淋巴瘤的可能性。另外霍奇金淋巴瘤还

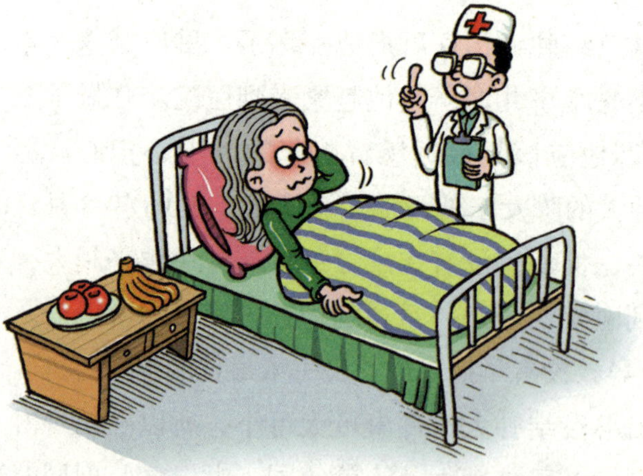

有一个特有的临床表现，就是饮酒后会引起淋巴结疼痛。当淋巴瘤的患者出现发热、消瘦、盗汗等全身症状时，往往提示淋巴瘤已经进入晚期阶段。

（六）活检取标本怎么实行

穿刺活检是利用穿刺针对病变组织进行穿刺采集少量的病变组织，再对病变组织进行病理分析而获取诊断的方法。

浅表淋巴结可以行切除活检，深部病灶则需要在 B 超或 CT 引导下行粗针穿刺活检。胃肠道、鼻咽部、呼吸道病灶可以行内镜检查并取组织活检。胸腔或盆、腹腔病灶可以行胸、腹腔镜检查和活检，必要时可能需要开腹、开胸探查取病理组织。虽然比较麻烦，但对于确诊淋巴瘤是不可缺少的。即便是过去曾经患过淋巴瘤，再次出现淋巴结肿大，也要尽量再取组织进行病理诊断，一方面是为了明确淋巴瘤是否复发；另一方面是因为某些淋巴瘤类型可能会发生病理转化，转变为其他类型的淋巴瘤，治疗和预后往往也会随之而变。

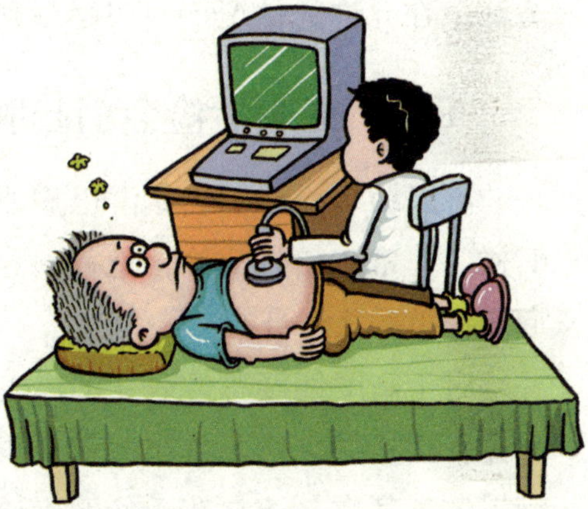

另外，对于特殊类型的淋巴瘤，如鼻腔 NK/T 细胞淋巴瘤，病变的位置位于鼻腔、鼻窦，就需要耳鼻喉科的医生采用特殊方法取标本。这些特殊类型的淋巴瘤取标本的难度相对较大。

穿刺活检的优点是方法简便，可在门诊于局部麻醉下进行，穿刺对组织的损伤小，出血少，因而较为安全、感染机会少，也不影响早期化疗或放疗，常由一个人操作。近年有人在 CT、核磁共振（MRI）超声及透视引导下穿刺活检提高成功率。如有必要也可多次穿刺。穿刺活检的缺点是取材量较少，经验不足或取材部位不当，未刺入瘤区取得有代表性的瘤组织，则难以得出准确的结论，甚至做出错误的结

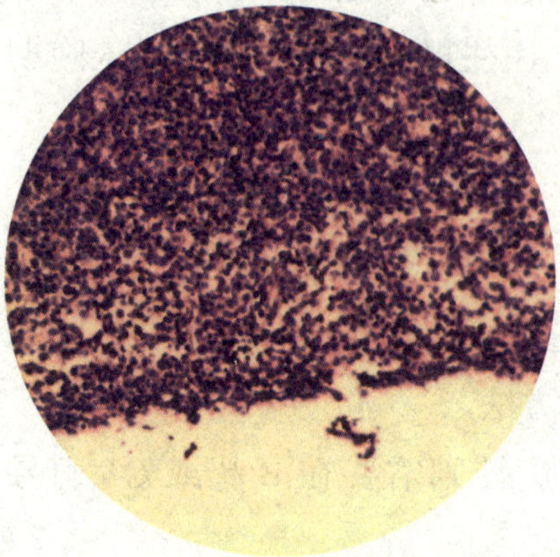

论。因此，穿刺活检虽然可以在尽量减少对身体损伤的前提下获得诊断，但不能保证100%取到病理组织；穿刺活检虽然创伤小，但在临床中并不被提倡，因为淋巴瘤的种类繁多，病理诊断十分重要，病理也要求能切除完整的淋巴结，这对于疾病的精确诊断和分期有着极其重要的意义。所以在治疗中要根据具体情况采取合适的方法，在允许的情况下，以尽量切除完整的淋巴结为佳。

（七）穿刺活检会引起肿瘤转移吗

淋巴结活检对于确诊淋巴瘤非常重要。可是很多人颈部有淋巴结的时候，非常害怕做活检，觉得一穿刺或把淋巴结切除出来，可能就会引起癌症扩散至全身。

对于高度怀疑恶性病变的淋巴结，进行活检是最可靠的诊断方法。首先，活检的创伤非常小，仅有少量血液或者组织液渗出，不会引起肿瘤扩散。其次，通常在活检明确诊断后很快就会开始正规治疗，肿瘤不会有可乘之机。

（八）淋巴瘤需要做的检查

1. 血常规检查

早期血常规的各项指标一般无异常，贫血见于晚期或合并溶血性贫血者。白细胞除骨髓受累之外一般正常，嗜酸性粒细胞增多，以霍奇金淋巴瘤常见。

2. 生化检查

血沉加快提示病情处于活动期。病情进展时血清铜及铁蛋白含量升高，缓解期则下降；锌与之相反。碱性磷酸酶含量升高可能有肝或骨骼受累。肝受累者同时可伴有 5- 核苷酸酶升高。高钙血症提示有骨头受侵犯。

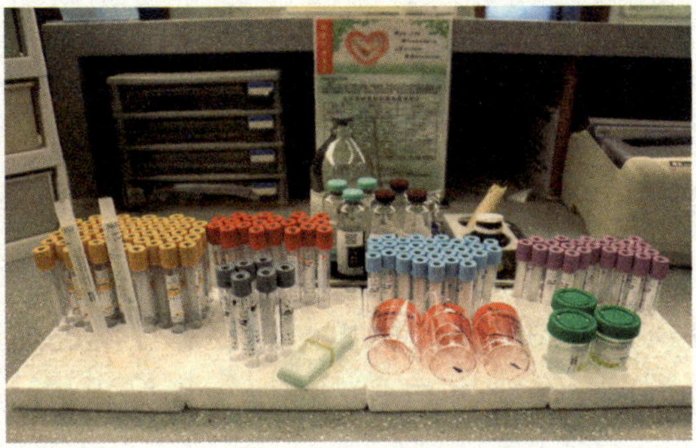

3. X 线检查

通过 X 线检查，可发现病变有无肺、骨转移，而对于盆腔、腹膜后淋巴结可以进行造影，以判定其有无转移情况。

4. 放射性核素扫描

放射性核素扫描适于检查肝、脾、骨转移情况。根据病变累及范围和疾病进展程度，恶性淋巴瘤可以分为四期：Ⅰ、Ⅱ期说明病程较早，而Ⅲ、Ⅳ期则较晚。分期越早，疾病越易控制，临床疗效越好。

5. 超声波检查

超声波检查能发现直径大于 2 厘米的淋巴结，但不能鉴别增大的淋巴结究竟是肿瘤侵犯还是反应性增生或慢性炎症。超声检查能发现肝、脾肿大及肝脾中明显的肿瘤结节。

6. 骨髓检查

淋巴瘤有广泛病变或有全身症状时易侵犯骨髓，血清碱性磷酸酶升高常提示骨头侵犯。非霍奇金淋巴瘤中，骨髓侵犯的发生率与不同病理分型有关。由于骨髓检查的临床重要性及转移的局灶性，往往需做一次以上的穿刺和活检。骨髓受侵犯的患者，仅 37% 有血象异常，15% 的非霍奇金淋巴瘤外周血有恶性细胞，主要见于分化不良的淋巴瘤。

7. 血清乳酸脱氢酶（LDH）

血清 LDH 水平可作为恶性淋巴瘤患者恶性程度、预后及疗效判断的辅助指标。血清 LDH 水平及其增高阳性率，非霍奇金淋巴瘤高于霍奇金淋巴瘤，晚期患者高于早期患者，有 B 症状组高于无 B 症状组，高度恶性淋巴瘤患者高于低度、中度恶性淋巴瘤患者。血清 LDH 水平可作为恶性淋巴瘤患者预后判断的重要辅助指标，LDH 水平高者预后差，治疗效果差，疾病相对难治。

8. β_2 微球蛋白

β_2 微球蛋白（β_2-MG）是人体白细胞抗原分子的一个轻链，由 100 个氨基酸残基组成，属组织相容性抗原的亚单位，由红细胞、淋巴细胞和有核细胞合成。其主要功能是参与淋巴细胞表面识别及杀伤细胞。体内几乎所有有核细胞均能合成 β_2-MG，同一个体每天生成 β_2-MG 的量保持恒定，并分泌于各种体液中。测定血液、尿液、脑脊液中的 β_2-MG，对诊断恶性淋巴瘤有一定帮助。血清 β_2-MG 显著增高，可作为恶性淋巴瘤早期诊断的一项辅助指标。

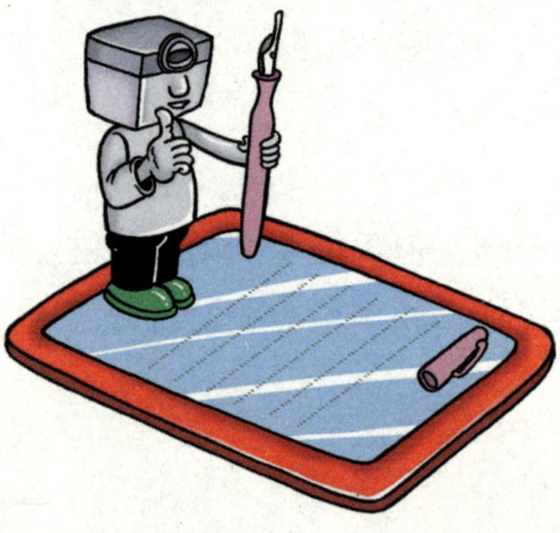

血清 LDH 值与淋巴瘤分期无关，与恶性程度、肿瘤负荷有关，是一个独立的重要预后因素。而 β_2-MG 与组织学分型无关，与病情、分期及体内肿瘤负荷有关。从治疗反应的角度分析，治疗后降低患者血清 LDH 水平、β_2-MG 明显降低，有助于临床疗效和预后判断。

9. CT、MRI 检查

淋巴瘤绝大部分是全身性肿瘤，少数局限原发器官，因此淋巴瘤患者均需进行影像学检查来查看范围。要想知道淋巴瘤范围，多数情况下

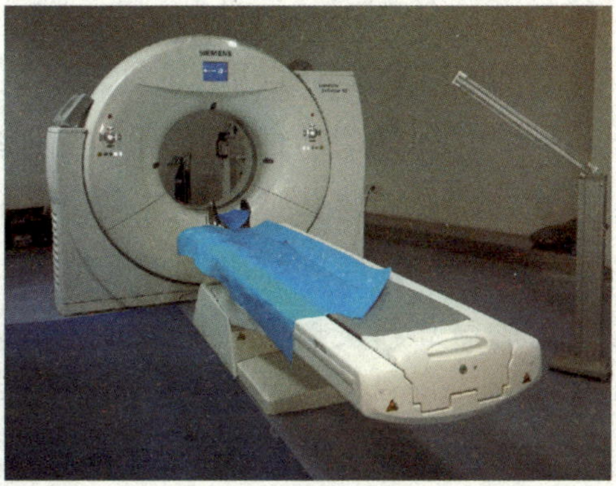

做 CT 或 MRI 检查即可，少数疑难病例才需做正电子发射断层显像（PET-CT）检查。而具体做哪一部位的检查则要根据患者的情况来判断，因为淋巴瘤侵犯不同的部位会有不同的症状或体征。医生根据不同的表现选择扫描的部位和范围。比如腹部包块为主诉的，做腹部 CT 或 MRI 检查；头颅神经出现症状的查头颅部；颈部出现包块的查颈部；要全身检查最好用 PET-CT。

（九）骨髓穿刺活检的意义

即使确诊淋巴瘤后，仍有必要做骨髓穿刺活检。首先，骨髓穿刺能了解骨髓有无受到淋巴瘤细胞侵犯。其次，骨髓穿刺还能帮助医生了解患者的骨髓功能。化疗时，要依据骨髓增生程度酌情给药，以把握最佳时机和确保用药安全。放疗时，如果患者白细胞等指标持续低下，要根据骨髓状态调整剂量。有的患者觉得骨髓穿刺会损伤“元气”，这其实是一种误解。正常人的骨髓造血组织平均有 2 600 克，每次骨髓穿刺抽取的量仅 0.2 ～0.3 克，加之骨髓是人体再生能力很强的组织，抽了以后会很快生成，所以对患者健康没有任何损伤，也不会引起远期损伤。

（十）PET-CT 检查

PET-CT 同时提供解剖显像和功能显像，是目前影像诊断技术中最为理想的结合。特别是在肿瘤的诊断、分期、疗效评估等方面能发挥重要的作用。PET-CT 检查能分辨出一些病变的性质，是肿瘤还是炎症。例如有两颗黄豆，一颗是炒熟的，但颜色没变，另一颗是生的，有什么方法能区分它们吗？虽然从颜色、形状、大小、质地、轻重等方面无法将它们区分开，但它们是有本质区别的：炒过的黄豆是没有活性的，而没炒的黄豆是有生物活性的，当给予适当的温度和水，它会长成豆芽。因此它们的区别在于是否有活性。PET-CT 就是这样一种检查，可以检查出不同病灶的代谢活性，从而为鉴别诊断提供重要信息。恶性肿瘤有一个共同的特性就是代谢活性非常高。它是人体内的“强盗”，掠夺性地摄取营养，往往使肿瘤患者越来越瘦，可肿瘤却越长越大。葡萄糖是人体细胞（包括肿瘤细胞）能量的主要来源之一，恶性肿瘤摄取的葡萄糖却远远多于其他正常组织。利用这一特性，在葡萄糖上标记带有放射活性的元素 18F 作为显像剂 18F-FDG，将此显像剂注入静脉内，在体内循环，因恶性肿瘤摄取的 18F-FDG 远多于其他组织，因此，肿瘤细胞内可积聚大量 18F-FDG。经 PET 显像可以检测到体内 18F 的分布情况，从而显示肿瘤的部位、形态、大小、数量及肿瘤内的放射性分布。

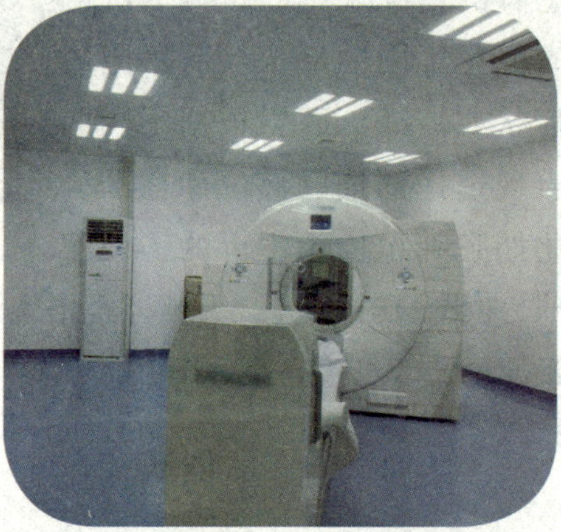

（十一）容易误诊为淋巴瘤的疾病

淋巴瘤疾病复杂多变，单靠临床的判断很难做出明确的诊断。不少健康者也可在颈部或腹股沟部位触及某些淋巴结。淋巴结的肿大亦可见于细菌结核或原虫的感染及某些病毒感染，这些都需要与淋巴结转移癌鉴别。具体鉴别包括以下六方面。

1. 慢性淋巴结炎

一般的慢性淋巴结炎多有感染灶。在急性期感染如足癣感染可致同侧腹股沟淋巴结肿大，或伴红、肿、热、痛等急性期表现或只有淋巴结肿大伴疼痛，急性期过后，淋巴结缩小，疼痛消失。通常慢性淋巴结炎的淋巴结肿块较小，直径 0.5 ～1.0 厘米，质地较软，扁形，多活动；而恶性淋巴瘤的淋巴结肿块具有较大、丰满、质韧的特点，必要时可行切除活检。

2. 急性化脓性扁桃体炎

急性化脓性扁桃体炎除有不同程度的发热外，扁桃体多为双侧肿大，红、肿、痛且其上附有脓苔，扪之质地较软，炎症控制后扁桃体可缩小。而恶性淋巴瘤侵及扁桃体可双侧也可单侧，也可不对称地肿大，扪之质地较硬韧，稍晚则累及周围组织，有可疑时可行扁桃体切除或活检行病理组织学检查。

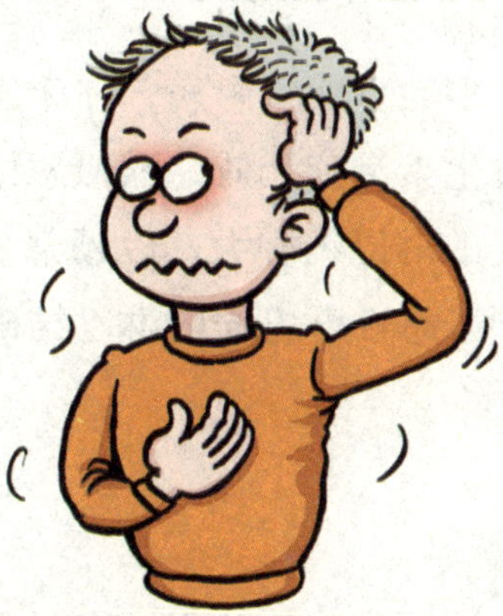

3. 淋巴结结核

淋巴结结核为特殊性慢性淋巴结炎，肿大的淋巴结以颈部多见，多伴有肺结核，如果伴有结核性全身中毒症状，如低热盗汗、消瘦乏力等则与恶性淋巴瘤不易区别；淋巴结结核的淋巴结肿大，质较硬，表面不光滑，质地不均匀或因干酪样坏死而呈囊性，或与皮肤粘连，活动度差，结核菌素试验（PPD 试验）呈阳性反应。

但要注意恶性淋巴瘤患者如果患有结核病，可能是由于较长期抗肿瘤治疗，机体免疫力下降而罹患结核等疾患。因此临床上应提高警惕，凡病情发生改变，应尽可能再次取得病理或细胞学证据以免误诊误治。

4. 结节病

结节病多见于青少年及中年人，多侵及淋巴结，可以导致多处淋巴结肿大，常见于肺门淋巴结对称性肿大或有气管旁及锁骨上淋巴结受累。淋巴结多在直径 2 厘米以内，质地一般较硬，也可伴有长期低热。结节病的确诊需取活检，可找到上皮样结节，结节病抗原试验（Kveim 试验）在结节病患者中 90% 呈阳性反应，血管紧张素转换酶在结节病患者的淋巴结及血清中均升高。

5. 组织细胞性坏死性淋巴结炎

该病在中国多见，多为青壮年患病，临床表现为持续高热，但外周血白细胞数不高，用抗生素治疗无效，酷似恶性网织细胞增生症。组织细胞性坏死性淋巴结炎的淋巴结肿大，以颈部多见，直径多在 1 ～2 厘米，质中或较软。不同于恶性淋巴瘤的淋巴结确诊需行淋巴结活检，本病经过数周后退热而愈。

6. 中央型肺癌

中央型肺癌侵犯纵隔、胸腺的肿瘤，有时可与恶性淋巴瘤混淆，诊断有赖于肿块活检。

（十二）淋巴瘤的分期

淋巴瘤可以发生在淋巴细胞正常迁移到的任何部位。与上皮细胞不同，淋巴细胞通常是在迁移的，所以常常不太可能确定淋巴瘤的原发部位，常规的恶性肿瘤分期方法也不适用于淋巴瘤。目前常用的淋巴瘤分期方法为 Ann Arbor-Cotswald 分期、AJCC 分期等。这些分期方法的唯一标准都是根据病变的范围来决定的，病变范围小而局限的为早期，病变广泛有转移的为晚期。而要获知病变范围的大小，就需要从影像学检查和骨髓穿刺活检等相关检查来判定了，所以完善的检查对于淋巴瘤的病情评估和分期尤其重要。完善的检查，包括发病的过程，病理活检，全面的血液生化检查，胸部、腹部及盆腔 CT 检查，视情况而做的 PET-CT 检查、骨髓穿刺，根据病灶情况需做的胃肠镜、B 超等检查。在分期前，必须要完善所有检查，才能做出精准的分期，从而对治疗起到指导作用。

四、“百战不殆”淋巴瘤

恶性淋巴瘤是淋巴结和结外部位淋巴组织的免疫细胞肿瘤，来源于淋巴细胞或组织细胞的恶变。“谈癌变色”是大多数人的心理，人们一说到患了淋巴瘤就觉得死亡降临了。大家都知道罗京，从确诊患上淋巴瘤到因病去世只有十几个月。实际上，恶性程度高的淋巴瘤占了所有淋巴瘤患者的 2/3 左右。随着医疗水平的提高，恶性淋巴瘤的治疗现状较过去已有明显改善。不少淋巴瘤患者经过正规的治疗能够获得长期生存甚至治愈。例如，弥漫性大 B 细胞淋巴瘤是恶性程度较高的，也是很常见的非霍奇金淋巴瘤，在淋巴瘤中占 1/3；经过抗 CD20 单克隆抗体和化疗联合治疗，有一半以上的患者有治愈的可能。李开复患的即是弥漫性大 B 细胞淋巴瘤，经过化疗配合靶向治疗后，他在微博上发布消息：复查已查不到肿瘤，达到治愈。因此，淋巴瘤并非绝症，一部分早期发现的患者经积极治疗有可能达到治愈，但也有一部分患者是难治性的，因此淋巴瘤的治疗应根据具体情况选择合适的治疗手段。以下介绍淋巴瘤的治疗手段。

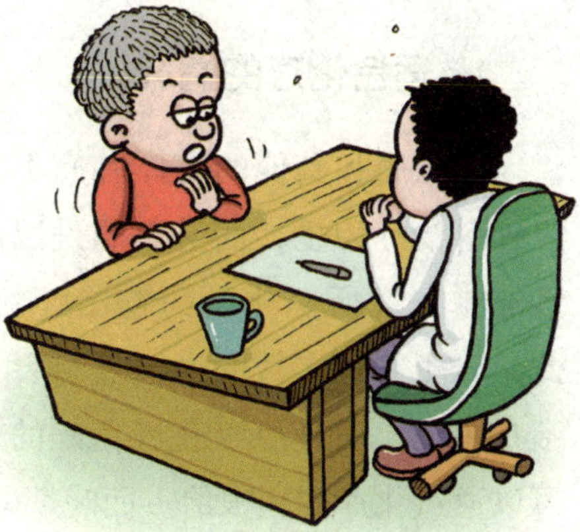

（一）化疗

化疗是利用化学药物杀死肿瘤细胞、抑制肿瘤细胞的生长繁殖和促进肿瘤细胞的分化的一种治疗方式，对原发灶、转移灶和亚临床转移灶均有治疗作用。它是一种全身性治疗手段，和手术、放疗一起，并称为癌症的三大治疗手段。

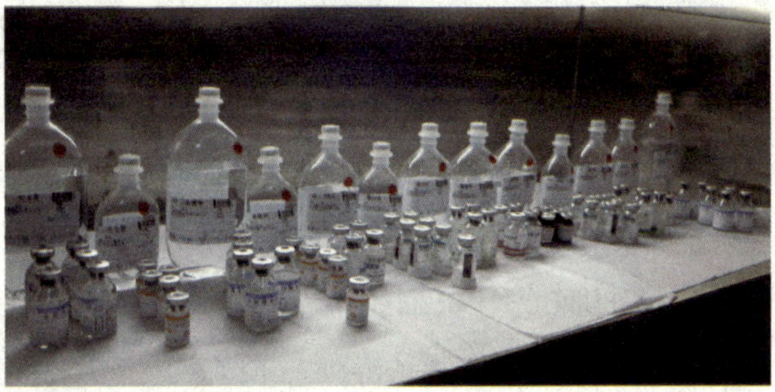

恶性淋巴瘤是最早使用化疗的恶性肿瘤疾病，1942年氮芥用来治疗恶性淋巴瘤取得疗效，开启了恶性肿瘤化疗的历史。

化疗是把化疗药物通过口服、肌注、静脉输入、腔内灌注等方式输送到人体内，杀死恶性增生的淋巴瘤细胞，从而控制病情的治疗方法。淋巴瘤化疗常用的药物包括阿霉素、长春新碱、泼尼松等，并且通常是几种药物联合组成一个治疗方案，一般为四种药物组合一起进行。

1. 适合化疗的情况

淋巴瘤和其他的实体肿瘤不太一样，其他肿瘤都是首选手术治疗，以外科治疗为主，而淋巴瘤是以内科治疗为主的，它对化学药物的敏感性非常好，所以化学药物治疗就变成了淋巴瘤最主要的治疗手段。因此，对于绝大多数的淋巴瘤患者尤其是早期的患者，化疗常作为首选的治疗手段，而且可以获得良好的效果，有些患者尤其是早期的患者甚至可以通过化疗得到根治。而晚期的患者，也可以通过化疗控制肿瘤，减轻症状，延长生存期。

对于霍奇金淋巴瘤患者，化疗是可以获得根治的治疗手段，因此，化疗是霍奇金淋巴瘤的首选治疗方法。而对于一些非霍奇金淋巴瘤患者，化疗也可以取得根治的效果，因为大多数淋巴瘤对化疗药物相当敏感。

2. 化疗的毒副反应

临床使用的抗肿瘤化疗药物往往“敌我不分”，对于正常细胞和肿瘤细胞都具有杀伤作用，尤其是杀伤人体中生长发育旺盛的血细胞、淋巴组织细胞等，因此化疗药物均有不同程度的毒副作用。有些严重的毒副反应是限制药物剂量或使用的直接原因。有些反应在化疗期间就出现了，比如食欲下降、恶心呕吐、白细胞减少等，这种反应叫作近期毒性。而另外一些反应在化疗结束后很久才出现，比如生殖功能障碍及致癌作用、致畸作用等，这种反应我们称为远期毒性。毒性反应又分为局部反应和全身性反应。前者比较少见，比如化疗药物对注射的部位会有刺激，如果不加以防护容易出现局部组织坏死。后者更为多见，因为化疗药物经注射后随血液流经全身，对全身各个器官都有一定的毒性，患者可能会出现消化道、造血系统、免疫系统、皮肤和黏膜反应，神经系统、肝功能损害，心脏反应、肺毒性反应、肾功能障碍及其他反应。

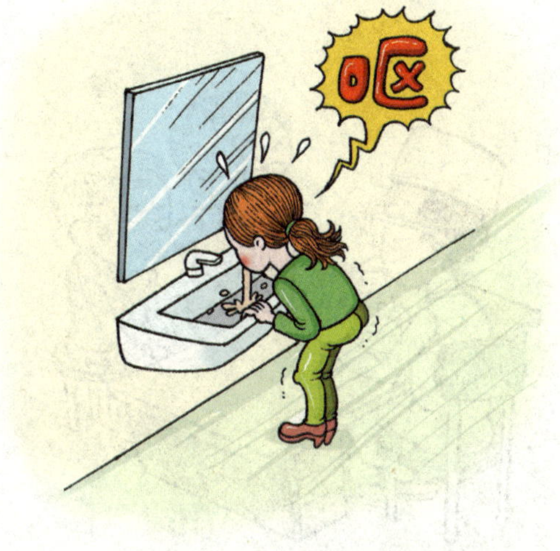

化疗期间最常见的毒副反应为骨髓抑制。骨髓抑制是化疗最常见且最危险的副作用之一。骨髓抑制又常为抗肿瘤药物的剂量限制性毒性，也就是限制患者继续接受化疗等治疗的主要因素之一。骨髓抑制在早期可表现为白细胞尤其是粒细胞减少，严重时血小板、红细胞、血红蛋白均可降低。不同的药物影响骨髓抑制作用的强弱、快慢和长短不同，所以反应程度也不同，同时患者还可能有疲乏无力、抵抗力下降、易感染、发热、出血等表现。不过患者不用过于害怕，因为目前临床上针对骨髓抑制已经有很多有效的治疗药物，包括升白细胞针、促红细胞生成素等，另外健脾生髓中药和中成药也具有良好的生血作用，可以促进骨髓较快地恢复。

3. 如何能减轻化疗的副反应呢

有些患者在住院期间，当明确诊断后医生会制订化疗方案，会跟患者签署密密麻麻地写着化疗的不良反应，比如骨髓抑制、肝毒性、肾毒性等化疗知情同意书，患者一看到这些，甚至会产生放弃化疗的念头。加上民间流传的“化疗会加重疾病进展”的说法，许多人对化疗是“闻风丧胆”。但其实随着新型化疗药物的出现，药品工艺的纯熟，止呕药、护肝药等药物的发展以及中医药的联合应用，化疗的副作用已经远没有人们所想象的那么可怕。在病房里，我们经常可以看到患者做着化疗仍活动自如，谈笑风生。化疗药物的应用技术已比较完善和成熟，因此，化疗只是一只貌似凶猛的“纸老虎”，通过适当的辅助治疗，就可以驯服这只老虎乖乖地为铲除癌魔服务。

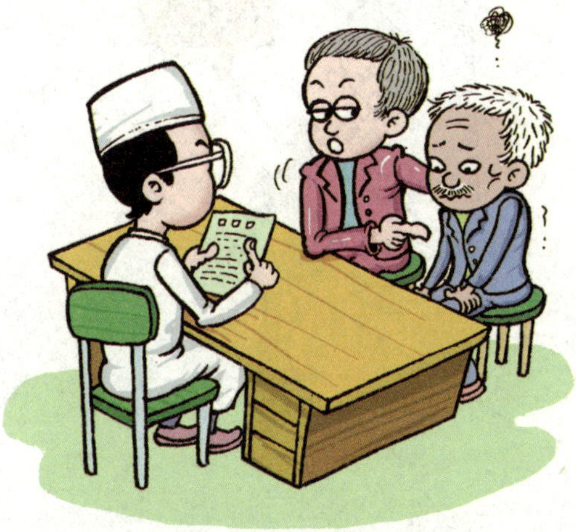

4. 化疗过程中的注意事项

部分淋巴瘤患者通过化疗有希望得到治愈或长期生存。尤其对于霍奇金淋巴瘤，化疗是目前主要的治疗手段，而且世界卫生组织（WHO）已经将霍奇金淋巴瘤列为可以通过单独化疗治愈的肿瘤，由此可见化疗对于淋巴瘤治疗的重要性。另外，部分患者可联合免疫靶向治疗，它能显著提高有效率、改善生存期，部分患者还可联合放疗。同时，淋巴瘤治疗过程中应该及时进行疗效评价。一般在化疗每 2 个周期后就要进行全身多部位的 CT 检查，以便了解肿瘤对治疗的敏感性，从而决定下一步的治疗策略。一种化疗方案做 6 ～ 8 个周期，并且建议每 2 个周期复查评价疗效，这样才能合理有效地治疗。

（二）放疗

放疗是利用一种或多种电离辐射对恶性肿瘤及一些良性病进行的治疗方式，放疗的手段是电离辐射。最常用的直接电离粒子是电子，最常用的间接电离粒子是光子。

放疗已经历了一个多世纪的发展历史。在伦琴发现 X 线、居里夫人发现镭之后，它们很快就分别被应用于临床治疗恶性肿瘤，直到目前放疗仍是恶性肿瘤较重要的局部治疗手段。放疗主要分为体外放疗和体内照射两种方法，体外放疗是比较传统的放疗方法，是通过单纯从身体外部进行放疗的方法，该方法具有一定的局限性，即使在足量照射的情况下，总有一部分肿瘤局部复发。体内照射又称近距离放射治疗，是一种比较新的放射治疗技术。它通过把高强度的微型放射源送入人体腔内或配合手术插入肿瘤组织内，进行近距离照射，从而有效地杀死肿瘤细胞。这种技术在应用中取得了比较好的效果。大约 70% 的癌症患者在治疗癌症的过程中需要用到放疗，约有 40% 的癌症可以用放疗得到根治，可见放疗在肿瘤治疗中的作用和地位。对许多淋巴瘤患者而言，放疗是必须用的治疗方法。对于一些早期、恶性程度比较低的淋巴瘤，如早期滤泡性淋巴瘤，通过放疗可以有效地控制局部肿块，再联合化疗等方式，可有效地控制肿瘤，甚至可获得根治的效果。黏膜相关

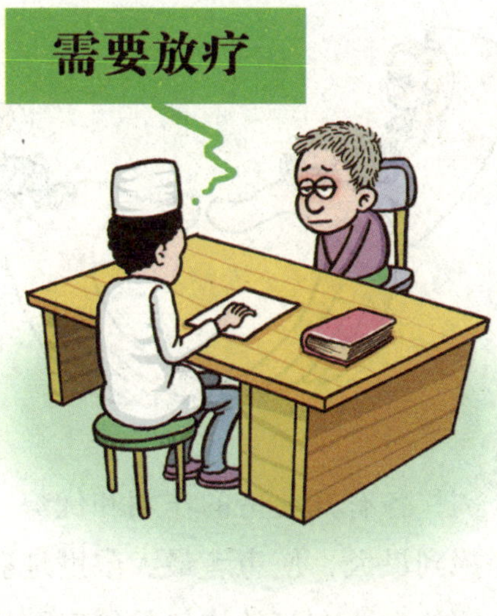

淋巴组织淋巴瘤为低度恶性淋巴瘤的第二位，90% 的患者可以通过放疗使生存时间延长至 5 年以上。

1. 放疗的适应证

成千上万的癌症患者单用放疗或并用手术治疗、化疗和生物治疗后，癌症得以治愈。医生在患者手术前，可以用放疗来缩小肿瘤，使之易于切除；手术后，可以用放疗来抑制残存癌细胞的生长。

2. 放疗和化疗的区别

放疗作为淋巴瘤的一种治疗手段，其应用没有化疗广泛，但也是一种重要的治疗方法。放疗和化疗的目的是一样的，都是杀灭肿瘤细胞。放疗是通过物理射线杀死肿瘤细胞，化疗是应用化学药物破坏肿瘤细胞。放疗是通过射线治疗肿瘤，其针对的通常是局部的肿瘤，可以将治疗集中在局部上，所以对于局部肿瘤的治疗通常效果比较好；化疗是通过将化学药物输入静脉，通过血液循环到达全身，因此是一种全身治疗方式，对于全身的肿瘤都有治疗作用。在治疗中，医生通常会根据患者的肿瘤情况选择治疗方式，而实际上，放疗和化疗可以联合应用，先通过化疗将肿瘤缩小，对于局部的肿瘤，可以再使用放疗杀灭肿瘤细胞。放疗和化疗是治疗淋巴瘤的两把剑，各有其独特的作用和优势，联合在一起使用，可以将各自的优势发挥到最大，使患者最大限度地获益。但在治疗中也要警惕，这种联合使用的方法在疗效增加的同时副反应也会增加，所以在联合应用时也要根据病情合理地选择治疗方法。

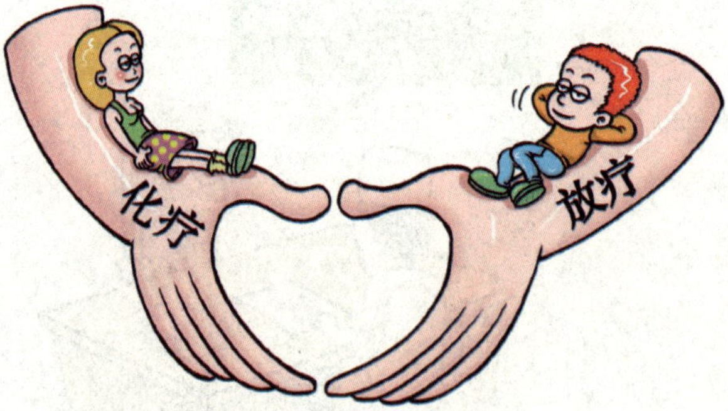

3. 放疗也有副反应吗

放疗的副反应有全身反应和局部反应。

（1）全身反应有周身疲乏、四肢酸软、易疲劳、头晕头痛、嗜睡、反应迟钝、失眠等。伴随的消化道反应有食欲下降、恶心、呕吐、腹痛、腹泻或便秘等。骨髓抑制有白细胞下降，血小板减少，重者红细胞及血色素减少，患者呈贫血状态。其他反应有全身衰竭、放射性心肌炎等。放疗在有些淋巴瘤亚型例如 NK/T 细胞淋巴瘤治疗中占有重要的地位。一些以局部病灶为主的淋巴瘤可通过放疗控制局部病灶，达到比较好的效果。

案例：广州中医药大学第一附属医院肿瘤科病区的一个患者，被诊断为滤泡型淋巴瘤。在接受了约 20 个疗程的化疗后，复查时肺部出现了一个孤立的病灶。经过多学科会诊后，做了一个体内粒子植入治疗，也就是体内照射，后配合全身化疗，肿瘤控制情况良好，未见到明显的不良反应。

随着科学技术的发展，放疗技术日趋成熟，对放射范围的精确控制，减少了对人体正常组织的损害，也减轻了副反应，所以，放疗已经在淋巴瘤的治疗中占有越来越重要的地位。

（2）局部反应有放射性皮炎（局部皮肤颜色变黑、粗糙、发红及破溃等）、放射性口腔炎（口腔黏膜发红或呈暗红色，黏膜糜烂、破溃等，伴局部黏膜疼痛）、放射性咽炎、放射性食管炎（进食或吞咽时胸骨后放射野内的食管处疼痛等）、放射性肺炎（刺激性呛咳或干咳、咯白色黏痰或泡沫痰，胸部 X 线片可见放射治疗野内肺纹理增粗或条索样改变）等。

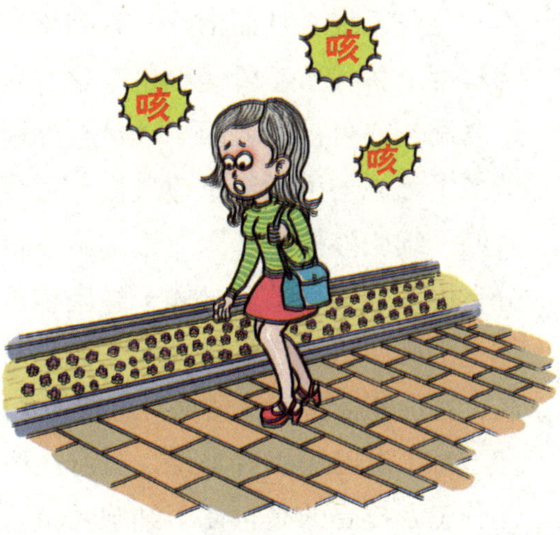

（三）手术治疗

一般来说，手术是肿瘤的主要治疗手段，但对于淋巴瘤来说，手术并不是主要的治疗手段。手术治疗是部分发展很慢的淋巴瘤（惰性淋巴瘤）早期的治疗方法，一般需要根据患者的肿瘤大小、生长部位、恶性程度及病理类型等多方面因素进行综合性分析，进而采取手术切除治疗，达到一定的治疗目的。除此之外，对于发生在浅表淋巴结内的淋巴瘤，手术主要用于活检取得病理组织。对于原发于脑、脊髓、眼眶、唾液腺、甲状腺、肺、肝、脾、肾脏、膀胱、睾丸、卵巢、子宫、皮肤、乳腺等处的早期结外淋巴瘤，也常常先做手术以取得病理诊断，但手术并非根治的手段，术后需要再辅以中医药、化疗以及放疗治疗。如果疾病发展至晚期，那就不适合手术治疗了。

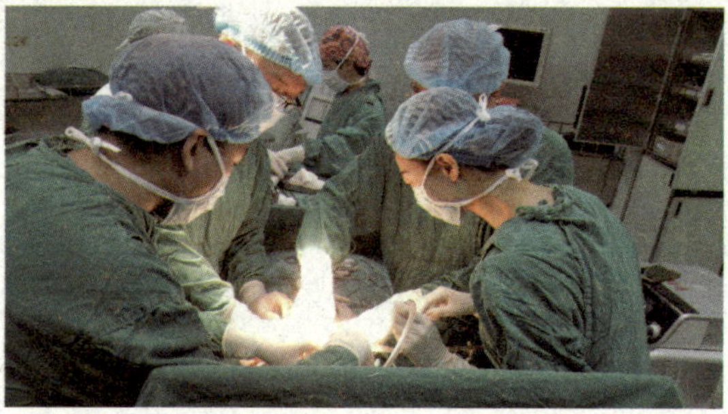

（四）造血干细胞移植

造血干细胞移植是通过静脉输注造血干、祖细胞，重建患者正常造血与免疫系统，从而治疗一系列疾病的治疗方法。造血干细胞移植在相当程度上替代了“骨髓移植”这一术语，这是因为造血干细胞不仅来源于骨髓，亦可被造血因子动员至外周血中，还可以来源于脐带血，这些造血干细胞均可用于重建造血与免疫系统。造血干细胞移植按种类分为骨髓干细胞移植、外周血干细胞移植及脐带血干细胞移植。按移植方式分自体干细胞移植和异体干细胞移植。自体干细胞移植后易复发，而异体干细胞移植治疗效果较好，但是对患者基础条件要求高，治疗费用也高，且可能会出现移植物对患者的免疫反应。

对于淋巴瘤患者来说，只有在极少数情况下才会接受异体移植，大部分患者接受的是自体干细胞移植。自体干细胞移植的目的并不是把自身的骨髓重新植入体内治愈疾病，而是在进行大剂量的化疗之前，先把骨髓中的造血干细胞动员到外周血中去，再用血细胞分离机分离出来，然后冷冻起来。等到大剂量化疗结束，患者的骨髓造血功能完全失去后，再将其回注到外周血中，这些造血干细胞会通过“归巢”效应回到骨髓中，进而恢复患者的造血功能，避免化疗带来的骨髓抑制反应，提高化疗的疗效。

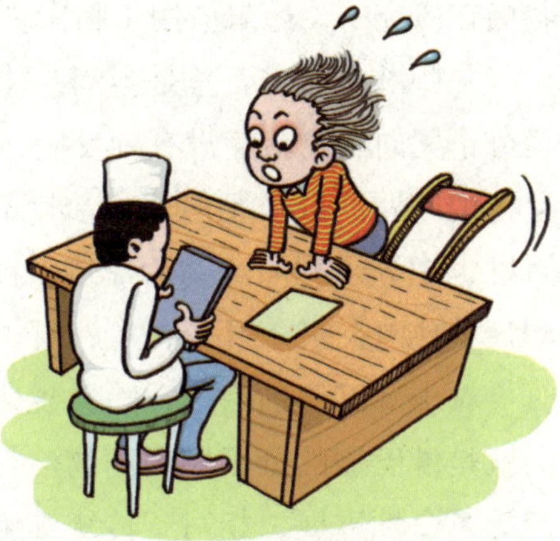

随着科学的进步和医学的发展，肝移植、肾移植、肺移植等越来越多。新闻上充斥着各种移植治好了疾病的报道，因此，大家认为骨髓移植后就能治好淋巴瘤。但其实并非如此，骨髓移植的目的并不是把肿瘤器官替换掉，而是通过骨髓移植这种方式，使患者能够接受更大剂量的化疗，从而使化疗能够最大限度地杀死肿瘤细胞。从某方面说，骨髓移植是为化疗提供了一种安全的保障，避免化疗发生严重的骨髓抑制反应。

（五）分子靶向药物治疗

近年来，由于单克隆抗体的问世，分子靶向药物治疗在淋巴瘤，尤其是 B 细胞型非霍奇金淋巴瘤的治疗方面取得了突破性进展。分子靶向药物治疗联合化疗的方案使众多淋巴瘤患者的总生存时间、无病生存时间获得显著延长。利妥昔单抗注射液（美罗华）是治疗非霍奇金细胞淋巴瘤的里程碑式药物，于 1997 年通过美国食品药品监督管理局（FDA）审批，成为第一个治疗非霍奇金淋巴瘤的单克隆抗体药物。它能专一地与表达 CD20 抗原的 B 细胞结合，杀伤肿瘤细胞或诱导肿瘤细胞凋亡，针对性强，基本不影响正常细胞生长，避免了对正常细胞的破坏，把药物对人体的损伤降至最低。抗 CD20 单克隆抗体也可以与同位素结合治疗淋巴瘤，抗CD20单克隆抗体起到“生物导弹”作用，而同位素则作为“弹头”，被引导到肿瘤部位，进行体内照射，特异性地杀灭肿瘤细胞。李开复的治疗过程就是用了这种分子靶向药物。其他的很多靶向药物尚在研究中，还未应用于临床。

一些淋巴瘤患者总是会问：“医生，我能用分子靶向药物治疗吗？听说分子靶向药物治疗没有副反应，效果又好。”在临床中，医生总会遇到这样的问题。分子靶向药物治疗不仅在医学界刮起了一阵旋风，同时老百姓也把分子靶向药物治疗传得神乎其神，所以有必要把分子靶向药物治疗单独向大家介绍一下。

对于淋巴瘤的治疗，除常规化疗和造血干细胞移植外，最引人注目的就是淋巴瘤的分子靶向药物治疗进展。分子靶向药物治疗是淋巴瘤治疗的革命性进展，相对于传统细胞毒性药物，分子靶向药物治疗是以肿瘤细胞的特性改变为作用靶点，在发挥更强抗肿瘤活性的同时，减少对正常细胞的毒副作用。分子靶向药物治疗的特点是在高选择性地杀伤或抑制肿瘤细胞的同时，不杀伤或者很少损伤正常细胞，而且分子靶向基因免疫药物能在肿瘤“靶点”部位较长时间地保持相对较高的药物浓度，故能有效地杀伤肿瘤细胞的活性。由于肿瘤的这些“靶点”在正常细胞中不表达，也就是不出现或者很少出现，因此，分子靶向药物治疗对肿瘤细胞实施的是相对精确的打击，机体正常细胞不受“打击”的影响。

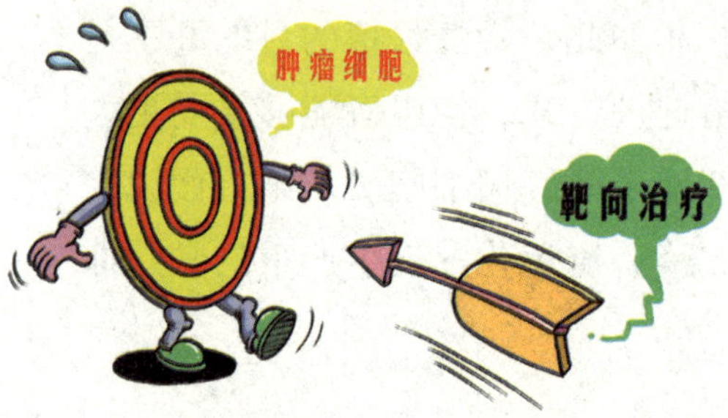

靶向治疗完全不同于传统的手术、放疗和化疗，它是建立在肿瘤分子生物学研究的基础上，运用抗肿瘤药物或制剂对肿瘤组织或细胞生长过程中的某一特定“靶点”，也就是肿瘤组织或细胞所持有的特异性分子变化进行有针对性的打击，从而阻断肿瘤生长。

作为全球首个批准用于非霍奇金淋巴瘤的单克隆抗体，其作用机制是与 B 淋巴细胞上的 CD20 抗原结合，通过细胞毒作用使 B 淋巴细胞溶解，还可抑制淋巴瘤细胞增殖，诱导其凋亡。单克隆抗体的问世使得淋巴瘤的治疗效果得到大幅的提升，但其并不适用于所有的淋巴瘤，而是主要用于弥漫大 B 细胞型淋巴瘤，而且必须是表面 CD20 抗原阳性的患者。可以说 CD20 抗原就是单克隆抗体的一个靶点，只有这个靶点，才能发挥出其效力。

目前临床应用的分子靶向药物，基本都需要和化疗联合才能发挥抗肿瘤效果，单独应用治疗淋巴瘤的药物还在研究阶段，因此分子靶向药物和化疗药物只有联合应用才能发挥出各自的效果。

（六）中医药治疗

1. 中医药治疗淋巴瘤的历史

中医无明确的淋巴瘤的病名，但是有典籍记载最早的关于淋巴瘤的论述可追溯到数百年前的明代，如《证治准绳》《外科正宗》《外科证治全生集》等古医典籍中。它们对淋巴瘤的称谓不一，总结起来有“石疽”“失荣”“恶核”“阴疽”等，但他们对其病因、病机、症状、体征、发展、治疗、预后等方面的记载与淋巴瘤有很多相似之处。本病的病因病机有邪毒、痰凝、郁火等。可由于外感寒热邪毒，结滞于体内，热与燥结，寒与痰凝，久而形成本病；或因七情内伤，忧思悲怒，肝郁气结，生痰化火，气滞血瘀，积而成结；或因饮食失节，损伤脾胃，蕴湿生痰，痰凝成积。本病日久，可致气衰形损，脏腑内虚，肝肾亏损，气血两亏。淋巴瘤的中医治疗原则之一，就是“祛邪扶正”，“正”是人体内运行的“正气”，也就是人体对疾病的抵抗力和机体的自然调节能力。“邪”意味着能引起疾病的种种病因，即“邪气”。如果机体正气旺盛，邪不可侵，

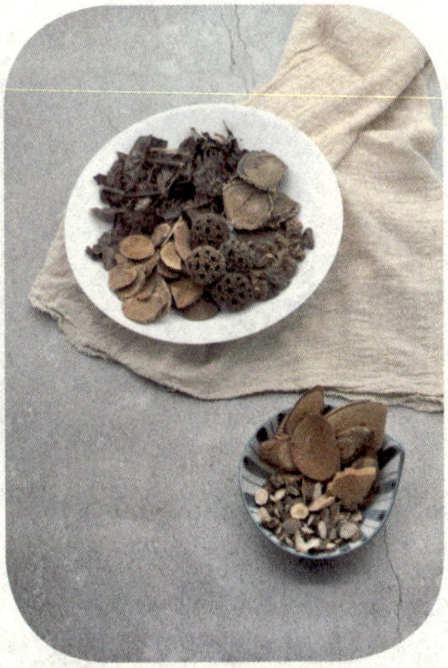

就不容易得病，即使得病后也容易通过正气调整机体平衡而早日恢复健康。研究表明，软坚散结、清热解毒、活血化瘀的中药对淋巴瘤有一定的抑制作用，而扶正固本则能从整体上调整机体的免疫防御功能。另外，中药也可以减缓化疗药物的一些副作用，例如恶心、呕吐等症状。中医药可贯穿于恶性淋巴瘤的治疗全过程，既可与放疗、化疗配合应用而起到减毒增效的作用，又可在放疗、化疗或疗程间隙单独使用，起到抑制淋巴瘤发展、保护正常生理功能、改善生存质量的作用。特别是放、化疗结束后，以中医药的扶正抑瘤为主，辅以辨证和对症治疗，常能有效地改善症状、控制病情，明显降低本病的复发率。

然而，人们对中医药的认识大部分局限在“苦中药”上，诚然中药是中医药的重要组成部分，但中医药包括了针灸、外洗等多种方法。针灸是在中医理论的指导下把针具（通常指毫针）按照一定的角度刺入患者体内，运用捻转与提插等针刺手法来刺激人体特定部位从而达到治疗疾病的目的。灸法是以预制的灸炷或灸草在体表一定的穴位上烧灼、熏熨，利用热的刺激来预防和治疗疾病。接受化疗或放疗的癌症患者，往往会出现诸如恶心、呕吐、腹泻、咽喉痛、便秘、潮热、失眠等不适感。一些患者在接受药物治疗后，

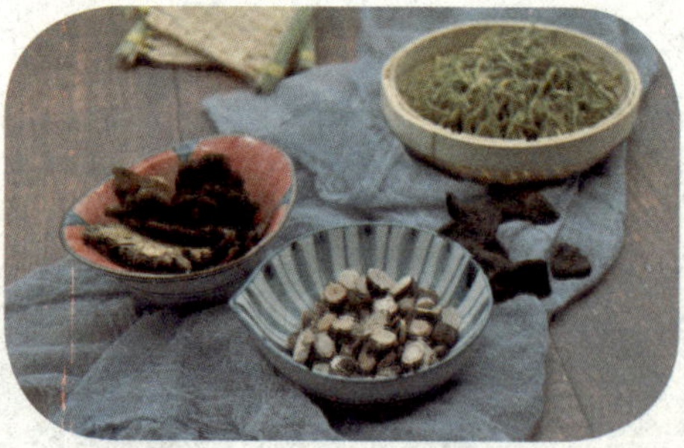

由于身体对药物的接受程度和承受力没有预期的好，身体仍感不适，这时患者便可考虑配合针灸治疗来缓解这些不适症状。针灸对这些副作用可以起到抑制作用。针灸对全身倦怠、血液循环不畅、关节疼痛、皮肤湿疹、末梢神经炎症等化疗或放疗后遗症也有很好的辅助疗效，镇痛效果尤其显著。中医药治疗淋巴瘤手段多样，不仅没有毒副反应，而且能为化疗或放疗患者减轻毒副反应，保证患者接受足够疗程的放疗、化疗，减缓疾病进展，同时减轻症状，提高患者生存质量。

2. 中医药治疗淋巴瘤的方法

中医认为凡淋巴结肿大者皆与“痰”有关，所谓“无痰不成核”。而痰的起因有二：一为寒湿凝结成痰，二为火热煎熬津液成痰。平素脾胃虚弱，水湿运化失职，湿郁于内，久成湿毒。湿毒不化，日久凝结为痰，痰毒互结，遂成癌瘤；情志不舒而致肝气郁结，痰气积聚，郁久化热，灼津为痰，若与邪毒胶结则为恶核；情志不遂，精神抑郁，或怒伤肝气，气机阻滞，使血行不畅，脉络瘀阻，气滞血瘀，日积月累，凝聚成块则为症瘕；病邪久留不去，耗伤气血阴津，久病及肾，肾阴不足，水不涵木，虚火内动，灼津为痰，痰火相结为肿核；病致晚期恶核累累，久病气血耗伤。总之，本病根本在于痰，诱发因素在于郁，痰郁互结，气血凝滞，耗伤气血，损及阴阳，可导致气血阴阳虚损。因此，从中医的角度出发，淋巴瘤的主要病机是痰，形成痰的原因多种多样，包括情志、饮食、天气等，所以痰又有寒痰、热痰、湿痰等不同，临床治疗通常根据不同的情况辨证施治，因人、因时、因地而宜。

3. 中医药治疗淋巴瘤的优势

恶性淋巴瘤的中医药治疗优势主要表现在以下几个方面。

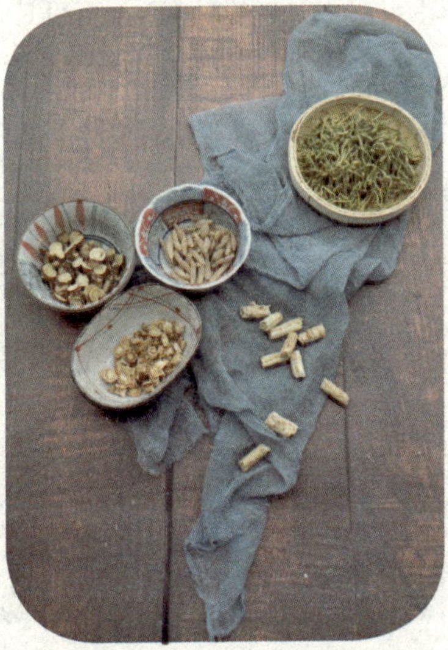

首先，中医有很强的整体观念。中医往往能从患者全身的状况加以考虑，而不只是局限在癌症病灶本身。中医调理能纠正机体的某些失调，去除肿瘤的复发因素，减少转移的机会。

其次，中药对健康细胞的伤害比较小，一般不会由治疗本身的原因对机体产生新的破坏，在癌症好转的同时，机体也会逐渐得到恢复，逐步增强免疫力。中药还能减轻西医治疗的毒副作用。放疗、化疗是目前恶性淋巴瘤常规治疗的主要方法，中医药的配合使用可在减轻这些方法的毒副作用上产生特殊的疗效，大幅提高患者的生存期及生存质量。恶性淋巴瘤患者在放疗后如能及时配合中医药治疗，扶正固本，改善患者的饮食与睡眠状况，增强患者的体质，那么对防止恶性淋巴瘤的复发和转移会大有益处。倘若在恶性淋巴瘤化疗的同时或在化疗后配合有健脾和胃、益气生血、补益肝肾、软坚散结等作用的中医药治疗，则可以较好地缓解化疗副反应，有助于化疗的顺利进行。有些中药（如丹参、灵芝、三七等）甚至还可以提高化疗的疗效。

采用中医药治疗恶性淋巴瘤，应遵循中医辨证施治的原则，根据患者的症状、体征、所采用的西医治疗手段、不同的治疗阶段以及患者病后的气血盛衰、脏腑功能的阴阳虚实等进行综合分析，再提出相应的治疗方案。多数恶性淋巴瘤患者尤其是中晚期恶性淋巴瘤患者属于本虚标实的情况，因此在治疗上要扶正培本，抗癌祛邪，具体方法包括补气、养血、补肾填精、健脾益胃等，可缓解症状，延长生存期，提高生存质量。随着中医药理论的完善和中药现代化的进程，越来越多的中成药应用到恶性淋巴瘤的治疗中来，在临床上取得了可喜的疗效。

4. 中西医结合可以治疗淋巴瘤吗

中西医结合是具有中国特色的综合治疗模式。许多医生的长期临床经验表明中西医结合治疗肿瘤是目前治疗肿瘤的较好方案，特别是对于中晚期恶性肿瘤患者。西医西药杀死杀伤癌细胞的能力较强，近期疗效较好，但由于化疗药物的毒副作用，对于大多数肿瘤，单用西药化疗并不能提高治愈率、延长生存期、提高生存质量。中医药虽然杀死杀伤癌细胞的能力较弱，近期疗效较差，但中药可以提高患者的生存质量，远期效果较好。有机地将西医治疗手段和中

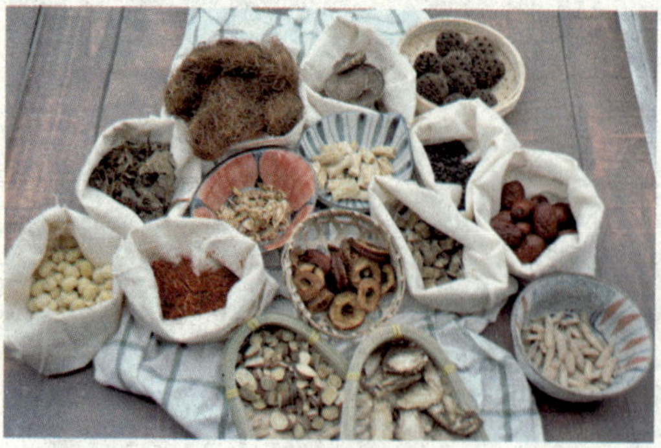

医药治疗结合起来，不仅可以有效地杀灭肿瘤细胞，而且还能提高患者的免疫力、生存质量，降低化疗和放疗的毒副作用，降低复发率，提高生存率等。总的来说，目前肿瘤的中西医结合治疗应以西医治疗手段为主、中医治疗方法为辅，二者相辅相成。

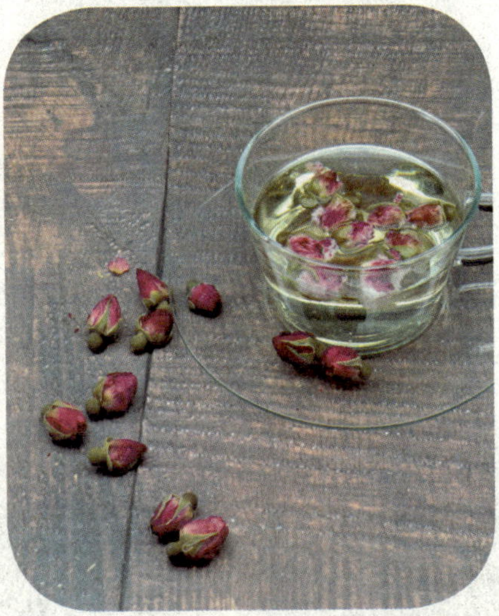

放疗、化疗是淋巴瘤治疗的常用手段，但放疗、化疗导致的毒副反应常使患者难以承受。中医药在配合患者的放疗、化疗中具有减毒增效的作用。放疗是以高能射线攻击局部肿瘤，其导致的机体损害中医称之为“火邪热毒”。临床证实中医药治疗可以减轻放疗副反应，同时具有放射增敏作用。淋巴瘤的化疗，由于其缺乏选择性，因此对机体的正常组织会产生一定的损害。临床及实验证明，中药与化疗药物的配合能够减轻消化、血液等多个系统发生的副反应，增强对肿瘤组织的抑制或杀灭作用。

临床常见不同患者治疗方法相同，病情的轻重相仿，治疗结果却大相径庭。因此，根据患者的情况，选择合适的综合治疗策略，对淋巴瘤的治疗有着极其重要的意义。下面是一个用中西医结合治疗淋巴瘤的真实案例。

案例：彭叔，2008 年 11 月份自己无意间摸到左边的腹股沟有一个肿物，当时还以为是“疝气”。但肿物却一直没有消失，他赶忙到医院检查，做了 CT 后提示淋巴瘤可能性大，并且盆腔内、肠系膜、腹膜后淋巴结都可以看到肿瘤。当时彭叔就慌了，在医生的建议下做了左下腹股沟肿物的穿刺活检，病理结果显示是非霍奇金淋巴瘤（弥漫大 B 细胞型）。得知这个结果后，彭叔万念俱灰，一度想自杀。

经过医生的不断劝说及耐心引导，彭叔终于鼓起勇气接受了化疗。其间，他一直坚持服用中药，因为有中药的联合，化疗并未像他想象的那么可怕，虽然化疗期间胃口稍差，但并没有明显的恶心呕吐等反应，6个疗程后，肿瘤全部消失，彭叔又重新看到了希望。

根据医生的建议，彭叔没有再接受化疗，而是坚持服用中药治疗和定期复查。时间过去三年多了，彭叔坚持服用中药，每天像正常人一样爬山、喝茶、跟朋友聚会。

然而在一次定期复查中，彭叔的锁骨上淋巴结及腋窝淋巴结又出现了肿瘤。有了上次的经验，彭叔这次没有再慌张，他坦然接受了医生的建议，中药联合化疗，经过4个疗程化疗和中药治疗后，彭叔又获得临床上所说的“完全缓解”的疗效。彭叔感觉又获得了新生，他又开始像往常一样爬山、喝茶、下棋，每两个星期到医院开中药。时间就这样到了2014年，距开始发病已经过去了5年多，用彭叔自己的话说：“我已经心满意足了。”

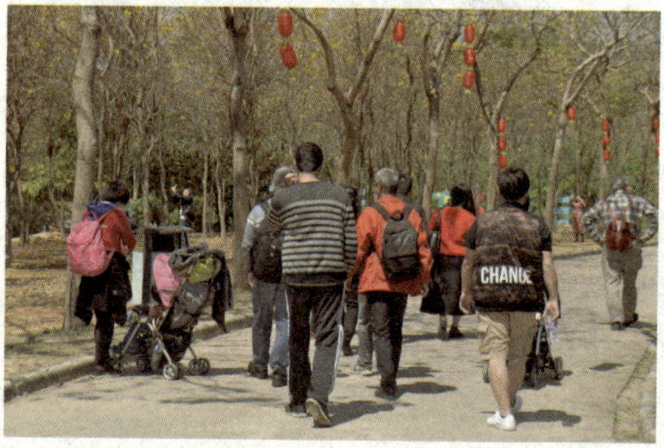

不幸的是，在一次复查中，彭叔的盆腔又出现了肿瘤。彭叔说：“化疗这么多次，我已经很疲倦，实在不想再化疗了。能活这么久，我已经满足了，不想再化疗了。”鉴于彭叔不想再化疗，医生建议他继续中药治疗，彭叔一直相信中药，于是仍坚持每两周到医院开中药吃，虽然体内仍有肿瘤，但彭叔并没有什么症状，活得像个正常人一样，彭叔周围的朋友都说如果不是他自己说病情，大家根本看不出来他得了病。

2016年初夏，广州的天气特别异常，非常闷热，彭叔的家人都感冒了，可唯独他没有，家人都奇怪正常人都受不了，他居然没事。后来他的家人认为，一定是因为彭叔天天喝中药调理，他体内的正气较盛，邪不可干。距彭叔上一次复查发现肿瘤复发，时间已经过去了一年多，彭叔没有再化疗，可是他依然没有什么症状，复查时，肿瘤保持稳定。

医生告诉彭叔，这就是中医所主张的“带瘤生存”状态，人体和肿

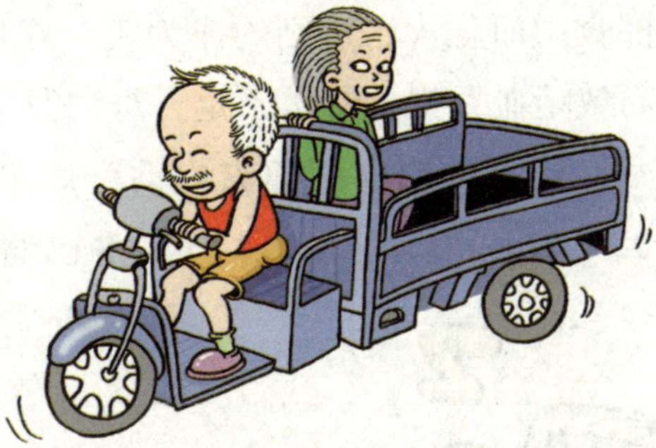

瘤和平共处，机体免疫保护功能大于肿瘤扩散能力，使癌细胞长期“静止”“休眠”，患者处于临床治愈的健康状态。西医化疗注重杀灭肿瘤，而中医注重人体和肿瘤的平衡。彭叔还会介绍一些得了肿瘤的朋友接受中医治疗，他说，中西医结合治疗让他活了这么久，尤其是中医，救了他的命。彭叔现在依然定期到医院开中药，每天下棋、爬山，他说他现在不是“带瘤生存”了，而是“带瘤生活”，“带瘤生活”得像个正常人。

5. 中医体质调养预防淋巴瘤

中医防治疾病有个非常重要的原则，就是“因人制宜”。不同人体质各不相同，这就要求日常的预防保健需要因人而异。我国《中医体质分类与判定》标准的出台，是国内首部指导和规范中医体质分类和体质辨识研究及应用的规范性指南。根据《中医体质分类与判定》，中国人有9种体质，根据人体形体特征、心理特征、常见表现、发病倾向及对外界适应能力等的不同，中国人的体质可分为平和质、气虚质、阳虚质、阴虚质、痰湿质、湿热质、血瘀质、气郁质和特禀质9种，而通过不同的方法调整体质，人可以实现“未病先防、既病防变、愈后防复”的状态。

淋巴瘤发病与“痰”密切相关，正所谓“无痰不成核”。痰之成因有二：一为寒湿凝结成痰，二为火热煎熬津液成痰。寒性凝滞收引，与湿相结日久可成痰。风寒之邪首先犯肺，肺为水之上源，主通调水道，输布津液。寒邪袭肺，使肺失宣降，津液失于正常输布，则水湿停聚而为痰。或素体脾胃虚弱，食少饮多，恣食生冷，均可阻遏阳气，虚寒内生，使中州失运，水湿内停，聚湿成痰。或肾阳素虚，蒸化无权，气不化水，水湿停蓄体内亦可成痰。忧思气结，若平素易怒，肝气不舒，则久郁胸中而化火，进则灼津为痰。或先天不足，或他病及肾，或房事不节而致精血亏损，肾水不足，母病及子，水不涵木，又致肝阴虚，肝肾阴亏，阴不敛阳，则虚火内动，灼津为痰，痰火结聚而成恶核。因此淋巴瘤易患人群的体质通常为气虚质和痰湿质。

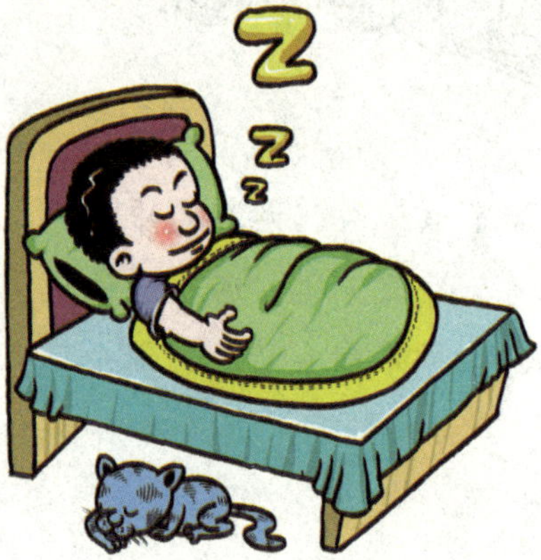

气虚质的体质特征：肌肉松软。声音低弱，总是上气不接下气，易出汗，体力劳动的强度一大就累，防御能力下降，所以容易感冒。因此气虚质的人起居宜有规律，夏季午间应适当休息，保持充足睡眠。平时注意保暖，避免劳动或剧烈运动时出汗受风。不要过于劳作，以免损伤正气。运动宜柔缓，并持之以恒，忌用猛力或做长久憋气的动作。

痰湿质的体质特征：体形肥胖，腹部肥满而松软。容易出汗，且多黏腻。经常感到肢体酸困沉重、不轻松。经常感觉脸上有一层油，嘴里常有黏黏的或甜腻的感觉，嗓子老有痰，舌苔较厚。在生活调养方面起居忌潮湿，平时多进行户外活动。衣着应透气散湿，经常晒太阳。天气湿冷时应减少户外活动，避免受寒淋雨，长期坚持运动。

6. 中药能和化疗一起用吗

中药是在中医的理论指导下使用而治疗疾病，化疗是西医的治疗手段，两种不同的治疗方法会不会有冲突呢？这是很多患者关心的问题。其实，只要是有执业医师资格的中医师根据患者目前的病情以及是否处于化疗期间辨证施治开的中药，不仅不会与化疗发生冲突，还可以起到减轻化疗的毒副反应，增强化疗效果的作用。但是，有些患者相信所谓的“江湖神医”的“秘方”，一味地使用一些峻猛的药物，损伤肝肾功能，最终则会导致患者无法接受化疗等治疗。

7. 如何实现“带瘤生存”

“带瘤生存”是中晚期癌症患者提高生存质量、延长生存期的出路。就目前的治疗观点来看，西医主要是看肿瘤的生物学特质、肿块的大小、有没有转移等，着眼点落在“人得的癌病”上，重视局部的治疗；而中医的治疗着眼点是“患癌病的人”，重视全身状况，强调整体辨证论治。如果将西医和中医两者结合起来，就是一个完整的、有局部重点又兼顾整体的治病救人理念，若结合得好，疗效可以提高。现在全世界医学界已达成一个共识，即认为肿瘤是慢性非传染性的全身性疾病，采用单一的方法疗效并不理想，必须采取多学科的综合治疗，因为手术切除不完全易致复发，肿块太大用化疗也不能完全消除，所以姑息性治疗适用于中晚期治疗，中医在这方面可起到积极的作用。

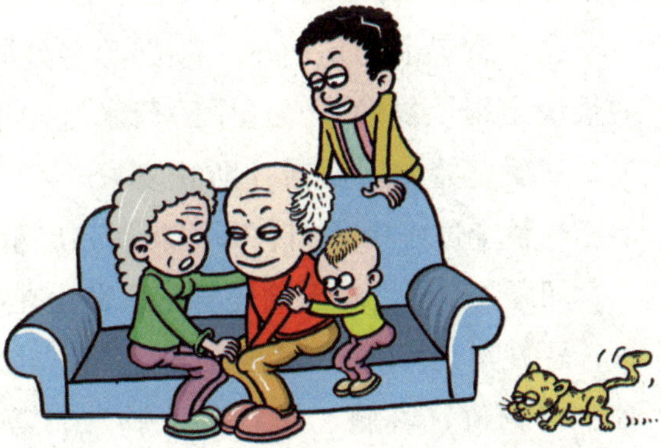

五、举一反三——认识淋巴瘤

为了更深入地了解淋巴瘤的一些知识，下面让我们从一位恶性淋巴瘤患者的抗癌历程来了解恶性淋巴瘤的诊断和治疗。

案例： 患者李先生，38 岁，商人，在 2003 年初发现双颈部、颏下、鼻腔内有一个个的结块，身上也发现一粒一粒有疼痛的肿块，并引发右上颈肿痛。他于 2003 年 10 月至医院就诊，后经医生建议行颈部肿物病理穿刺活检，病理切片检查报告为：非霍奇金淋巴瘤，弥漫大 B 细胞型。后行手术切除两个瘤体。手术不到2个月，右侧颈部又出现了2个肿物，大者直径约3厘米。考虑患者的肿瘤增长快，手术后复发，医生建议患者行化疗。患者多方打听后得知中医药结合化疗疗效好且毒副反应小，遂开始行中西医结合治疗。经过6个疗程的化疗后，患者未见明显的骨髓抑制和恶心呕吐等副反应，更重要的是患者的肿物基本消失。后患者停止化疗，于门诊继续服中药以防止肿瘤复发，现患者无明显不适，生活如常人，仍坚持每天吃中药。

这位患者最初是出现了颈部等多处肿物，后行了手术切除，但切除后很快出现了复发，经过中医药联合化疗后，患者的淋巴瘤肿物基本消失，然后坚持中医药治疗防止复发，获得了良好的疗效。从他的发现和治疗的整个过程中我们有哪些疑问和启示呢?

问题1：恶性淋巴瘤是不是只发生在淋巴结，会长在其他地方吗?

恶性淋巴瘤可以发生在淋巴结，也可以发生在淋巴结外，例如脾脏、胃肠道、乳腺、甲状腺、肺、骨等。本例患者就在鼻腔内发现了肿物。

问题2：为什么会得恶性淋巴瘤?哪些人容易得恶性淋巴瘤?

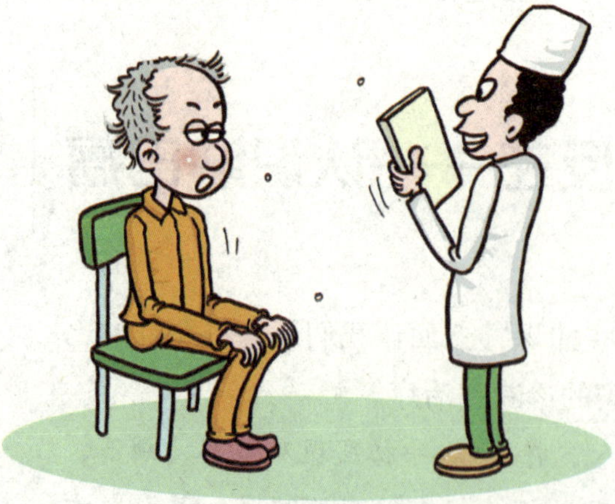

研究表明，恶性淋巴瘤的发生可能与病毒感染有关，有免疫缺陷者，恶性淋巴瘤的发病率增高。进行器官移植用免疫抑制剂治疗者，其恶性淋巴瘤发病率可比一般人群高40～100倍。在有自身免疫性疾病如类风湿关节炎、红斑狼疮患者中，恶性淋巴瘤的发生率亦高。近年来随着艾滋病发病率的增高，恶性淋巴瘤的发病率也相应增高。

问题3：怀疑恶性淋巴瘤是否一定要做淋巴结活检?

是的，正确的病理诊断是治疗的关键。根据WHO的分类，恶性淋巴瘤可分为20多种亚型，每种亚型都是独立的疾病。所以一旦发现肿块，怀疑是淋巴瘤，应该尽早进行病理活检。浅表淋巴结首选手术切除。细针穿刺适合体内深部淋巴结和怀疑有病变的脏器，或者治疗后怀疑有复发的肿大淋巴结。这些检查都是安全的，一般不会造成肿瘤扩散和转移。

问题4：为什么手术后会复发?

经过手术切除恶性淋巴瘤的患者，并非就彻底根除了肿瘤细胞，这种完全缓解只是一种临床意义上的初步治疗成功，实际上此时体内还可能残留许多肿瘤细胞，只是用目前常用的CT、B超、PET-CT和血液学检查还难以检测到而已。例如，霍奇金淋巴瘤和弥漫大B细胞淋巴瘤，虽然手术的切除率很高，但仍有1/4至1/3的病例会复发。

问题5：恶性淋巴瘤一定要化疗吗?

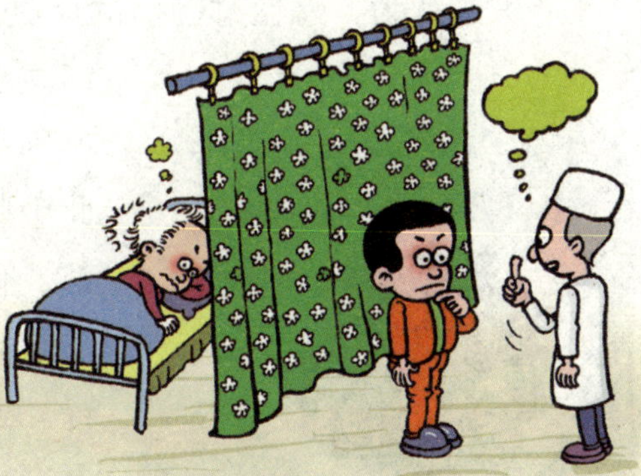

大多数病理类型的恶性淋巴瘤是需要化疗的。因为它是一种全身性的疾病，因此在治疗上也首先应该以全身化疗为主，而不应该首选手术或其他治疗。特殊情况下可以单纯局部治疗，例如手术切除或放疗。恶性淋巴瘤有以下情况要考虑造血干细胞移植：①治疗后复发，经再次治疗有效的恶性淋巴瘤。②第一次治疗达到完全缓解，但属于高度恶性的极易复发的恶性淋巴瘤。

问题6：如何知道体内有什么部位有恶性淋巴瘤?

PET-CT是当前一种重要的医学检查手段，它不仅能够显示肿瘤病灶的大小，还可以显示肿瘤内部的代谢活性，尤其对于淋巴瘤，常规 CT、B 超有时候难以判断稍大的淋巴结是正常淋巴结或是淋巴结增生，还是淋巴瘤侵犯，此时 PET-CT 就具有较好的判断价值。但是每种医学检查手段都有自身的局限性，PET-CT 也不例外，高度敏感性的同时也会带来一定的误诊率，此外检查费用也比较昂贵，而且不在医保报销范围之内。目前在医学界，对于 PET-CT 用于霍奇金淋巴瘤的分期、评效检查是持肯定态度的，作为弥漫大 B 细胞淋巴瘤的分期、评效检查手段也是比较肯定的，在其他类型淋巴瘤分期、检查中也有一定的应用价值，主要与操作水平、判断标准和疾病特点有关，是否需要做 PET-CT 主要根据病例的临床特点而定。但是，PET-CT 通常不作为常规的随访检查手段。在临床上可疑病情复发，或者某些 B 细胞低度恶性淋巴瘤可能向侵袭性淋巴瘤发生转化时，为判断病情或者指导更加精确的病灶定位活检，可以考虑进行 PET-CT 检查。

问题 7：中医药治疗恶性淋巴瘤疗效怎么样？

中医认为，恶性淋巴瘤的形成为机体正气内虚、病邪充盛所致，正虚主要与内脏亏损、气血虚弱等相关，邪盛则多由寒凝气滞、痰毒血瘀等导致，因此中医药防治恶性淋巴瘤，常采用舒肝解郁、化痰散结、散瘀消症、养血润燥、清热解毒、温阳宣通、益气养阴、健脾温肾、滋补肝肾等治疗原则，在个体化基础上进行辨证施治，常可取得较好的临床疗效。同时，一些较为有效的单方、验方，以及外治方药，也发挥着积极的临床治疗作用。中医中药可以提高恶性淋巴瘤患者机体免疫功能、改善临床症状、提高生存质量、延长生存期，与西医西药结合，对放疗、化疗有减毒增效等作用。恶性淋巴瘤的早期诊断与治疗十分重要，中医中药治疗应该贯穿整个治疗过程，

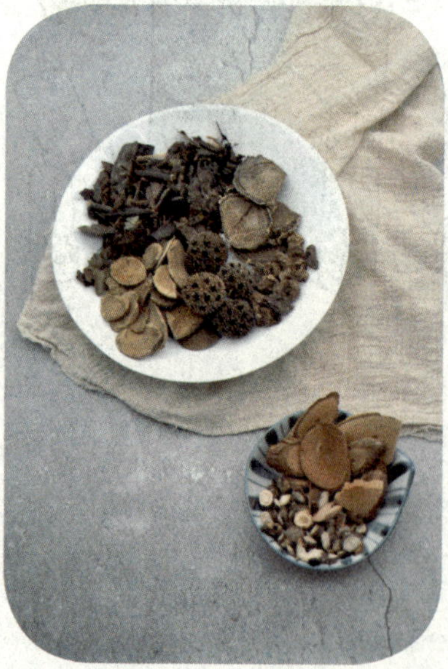

或单独治疗，或与放疗、化疗结合，晚期尤其是不耐受化疗或放疗的患者，可坚持以中医中药为主，酌情配合西医西药治疗的方案。

六、淋巴瘤知识小问答

（一）淋巴瘤的早期发现有何意义

淋巴瘤预后的好坏，关键在于能否做到早发现、早诊断，以便采取相应的治疗措施。其中早期发现是早期诊断和早期治疗的前提，而目前淋巴瘤只有争取早期治疗，才有可能被彻底治愈。如果肿瘤发展到中晚期，肿瘤组织扩大或已发生转移，即使采取了各种治疗手段，也很难达到根治的目的。相反，如果在早期或相对早期以及发生转移之前就能发现肿瘤并及时给予合理治疗，相当部分的患者能取得满意的治疗效果，甚至可达到根治效果。

WHO 的《世界癌症报告》提供确切证据，说明肿瘤正逐渐成为可治和可防的疾病，其中就包含了三个 1/3。第一个 1/3 即肿瘤预防。多数恶性肿瘤是由不良的生活行为或生活习惯引起的，如果人们保持健康的心态，严禁吸烟、合理饮食、适当运动、科学安排自己的生活起居，至少有 1/3 的癌症可以防患于未然。第二个 1/3 即早期发现。应用现有的医学知识和检测手段，就有 1/3 的癌症是可以被早期发现，从而被治愈的。要做到早期发现，主要通过两条途径：一是健康人群的普查，二是依靠人们

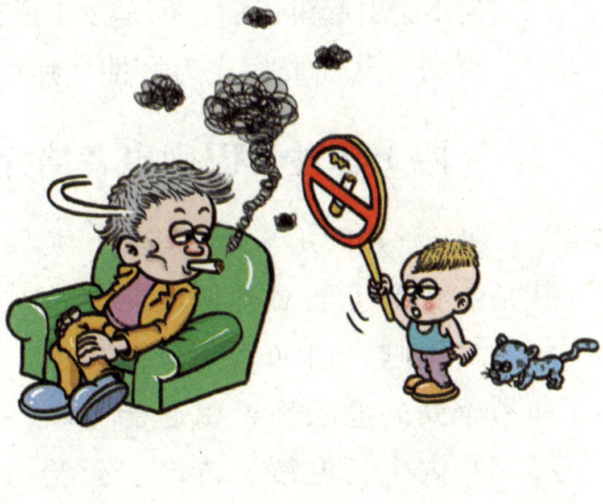

对癌症的警惕以及对肿瘤早期症状的认识。第三个 1/3 属于中晚期的患者。这些患者不能丧失信心，其中相当部分的患者是可以治好或者可以显著延长生命的，有些重症患者经过精心治疗甚至有出人意料的效果。

恶性淋巴瘤属于早期发现可治愈的疾病，因此，早期发现对于淋巴瘤患者的预后起着决定性的作用。

（二）恶性淋巴瘤会传染吗

恶性淋巴瘤不会传染，在患者体内的癌细胞，是一群失去控制的异常细胞，呈浸润性生长。它不仅破坏邻近正常组织器官，还可以通过淋巴道和血液循环向全身各处转移，并吸取大量营养，迅速生长和增殖，导致患者全身衰竭，直至死亡。虽然癌细胞在患者体内能够到处扩散或转移，但它不会像细菌和病毒那样，一个人传染给另一个人。癌症患者本身并不是传染源。专家做过这样的实验，把从癌症患者身上取下的癌组织直接种植在另一个人身上，它并不能成活。

（三）淋巴结发炎会不会引起恶性淋巴瘤

淋巴结发炎属于炎症，而恶性淋巴瘤是恶性肿瘤，没有必然联系；但是有些病毒感染可能与恶性淋巴瘤的发生有一定关系。一般来说，淋巴结炎不会引起淋巴瘤，但是发生淋巴结炎，必须经过正规的抗感染治疗，否则，急性炎症成为慢性炎症可能成为淋巴瘤的致病因素。

（四）恶性淋巴瘤患者治疗期间可以怀孕吗

在化疗期间由于化疗药物，尤其是烷化剂可能对孕妇及胎儿造成不良影响，诸如增加母体出血和易感染的危险性，引起胎儿畸形、宫内生长迟缓、流产、死胎等，因此在治疗期间不建议患者或其配偶受孕。

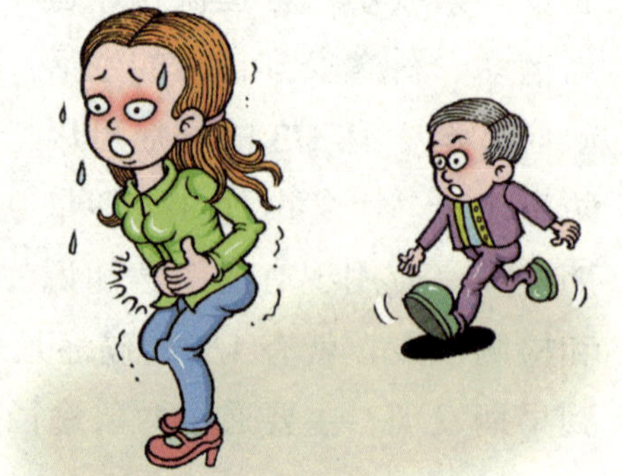

（五）恶性淋巴瘤化疗后还需要做其他治疗吗

答案是需要的。化疗是一把“双刃剑”，在杀死肿瘤细胞的同时，也会大量损害人体的正常细胞，对人体自身的免疫力更是一种巨大的伤害，可导致患者身体越来越差，免疫力越来越低。而生物治疗的出现弥补了传统手术及放疗、化疗的不足，它不仅能杀死肿瘤细胞，更能调节恢复机体内的免疫功能。生物治疗在杀死成形的肿瘤细胞的同时，抑制新的肿瘤细胞的形成，阻断肿瘤复发转移的本源。所以放疗、化疗需要结合中医药治疗，才可达到防止复发的效果。

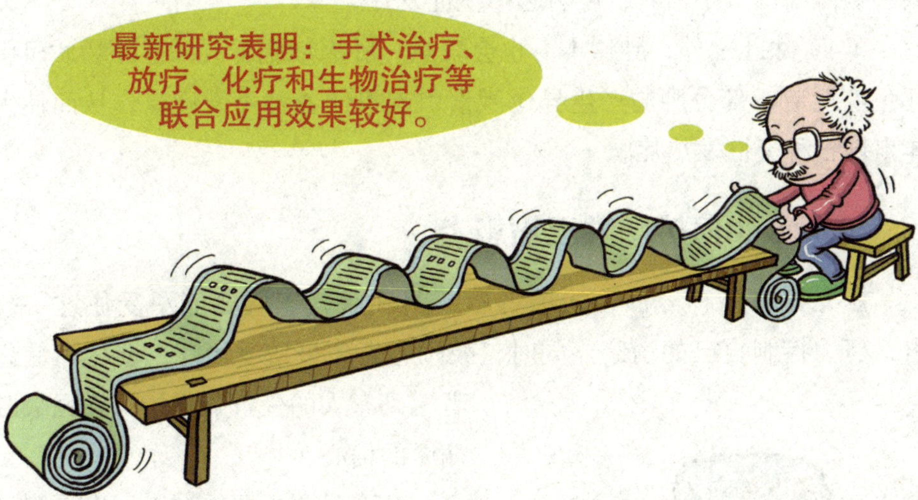

（六）恶性淋巴瘤治疗结束后是否还要定期检查

定期随访可以及时发现肿瘤复发，还可评价治疗的效果，了解远期毒副反应。一般治疗结束后第 1 ～2 年内每 3 个月随访一次，以后半年到一年随访一次，直至终身。

（七）得了恶性淋巴瘤为什么会发热

恶性淋巴瘤中晚期患者常常会出现不同程度的发热症状，这种发热是指患者出现的直接与恶性肿瘤有关的非感染性发热，具体机制尚不清楚，相关原因有以下几点。

（1）恶性肿瘤细胞可导致血浆中的原胆烷醇酮的含量增高，激活白细胞释放热量；另外，由于肿瘤的繁殖过快，人体的营养无法满足肿瘤生长的需要，那么肿瘤本身也会坏死、溃破，这也会导致机体发热。

（2）淋巴瘤患者经过治疗后，病灶受到了破坏，肿瘤细胞也会迅速破坏溶解，释放大量的炎症物质导致机体发热。

（3）中晚期患者由于肿瘤的扩散，侵袭机体各个部位，当肿瘤侵犯或影响体温调节中枢时，可引起中枢性发热。

（4）除此之外，肿瘤本身也会发热，肿瘤细胞释放的抗原物质可引起免疫反应，部分肿瘤产生异位激素引起机体各种炎性反应，从而使人体出现各种炎性发热症状。

（八）如何护理淋巴瘤患者

首先，在精神方面，当患者诊断明确后，家属要能承受住这一打击，努力控制自己的情绪。同时，鼓励患者积极接受治疗，要尽力使患者感到家人的爱抚与支持，增强战胜病魔的信心。

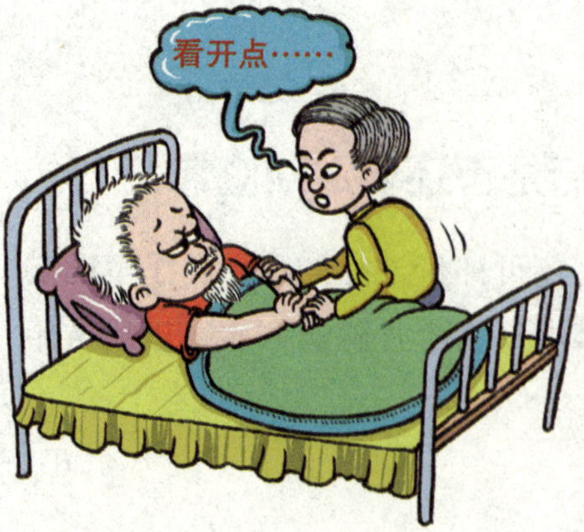

其次，要为恶性淋巴瘤患者制订多样食谱，尽量做到色、香、味、形都好。饭前可通过心理暗示配合药物解除患者厌食、恶心、呕吐症状，避免进食不易消化的油炸食品和容易产气的食物。恶性淋巴瘤患者忌吃油腻和生冷食物。对于口腔及咽喉部溃疡疼痛、不能进食者，可改用流食如牛奶、麦片粥等以及淡味食物。为避免热刺激可吃少许冷饮如冰激凌、水果汁和奶油冰糕。

最后，保持皮肤清洁，每日用温水擦洗，尤其要保护放疗照射区域的皮肤，避免一切刺激因素如日晒、冷热、各种消毒剂、肥皂、胶布等对皮肤的刺激，内衣选用吸湿性强、柔软的棉织品，宜宽大。

（九）淋巴瘤会遗传吗

淋巴瘤并非遗传病，但发病与遗传因素有关，如若家族中有淋巴瘤病史，建议这类人群在生活中做好相关防范措施，在身体出现淋巴结肿大、低热、乏力等病症的时候，尽早到医院进行检查，以排除疾病的可能。如若不幸被确诊为淋巴瘤，也要及时地进行治疗，要知道，淋巴瘤越早治疗其预后效果越好。

（十）淋巴瘤化疗后应该注意哪些事项

保证充足的睡眠可以加快体力恢复，有利于治疗损伤后身体的康复。要想减少淋巴瘤给身体带来的伤害，一定要保证充足的睡眠，通过生活细节保障身体健康。

淋巴瘤患者要多饮水，将药物代谢产物尽快从身体内排除，以减少对身体造成的损伤和避免造成输尿管阻塞。

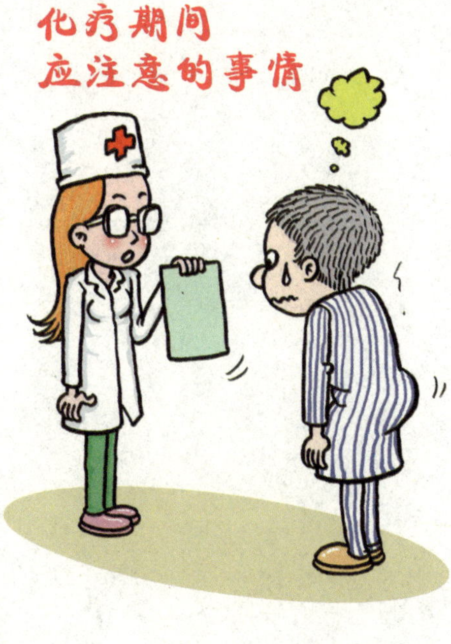

（十一）化疗期间如何防治感染

淋巴瘤患者常常免疫功能紊乱和免疫功能低下，因此感染对淋巴瘤患者来说是相当棘手和困难的事情。化疗药物会抑制免疫功能，因而化疗后患者免疫功能低下更为突出。患者往往容易合并感染，特别是化疗 4 个周期后，患者的体质下降，免疫力极度低下，极易被细菌、病毒或真菌感染。因此需要注意以下几点。

（1）做好保护性隔离：在患者接受化疗后，且骨髓受到抑制期间，应减少探视人员，减少活动，尤其是少到人群聚集的地方活动，并戴口罩。

（2）保持室内空气新鲜：每日开窗通风 2 次，每次 15 ～30 分钟，室内上、下午各 1 次。用 0.5% 过氧乙酸喷雾消毒室内地面，床单用 1：200 的 84 消毒液抹拭消毒。

（3）做好个人卫生：指导患者培养良好的卫生习惯，经常洗手，尤其是餐前、便后、自我护理前后要认真洗手。注意饮食卫生，不吃凉拌或不洁生食，禁烟酒、浓茶、咖啡。

（4）保持口腔卫生：保证每日 3 次口腔护理。每日多次用淡盐凉开水含漱，尤其是进食前后、晨起、晚睡前，以便清除食物残渣，并观察口腔黏膜有无异常、牙龈有无红肿。

（5）保持良好的排便习惯：多饮水，多进食蜂蜜、香蕉等，以防大便干结致肛裂而造成肛周感染。注意保持肛周及会阴部卫生，每次便后清洗。

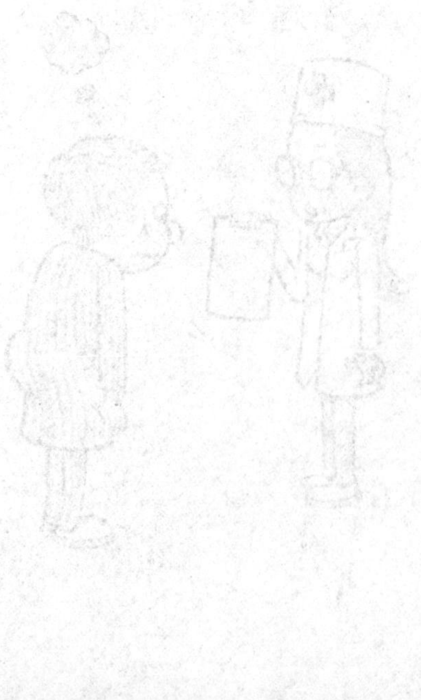

厨师篇

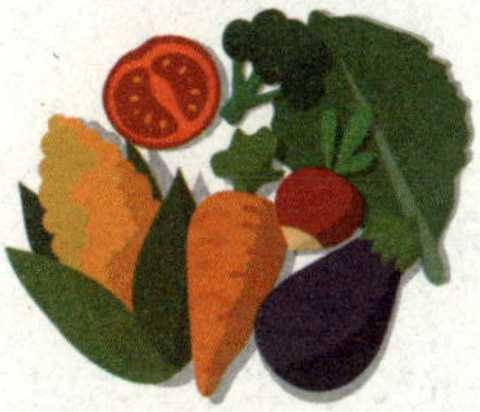

荤素搭配，饮食有味
营养均衡，合理忌口
抗癌食物，恰当选用

一般来说，恶性淋巴瘤会采取化疗和放疗两种治疗方案，那在治疗期间如何进行饮食调养呢？中医认为饮食也是疾病治疗中极为重要的手段。淋巴瘤患者都会有不同程度的食欲不振、身体疲倦、四肢无力、体重减轻、营养失调等症状。那如何通过饮食调整使淋巴瘤“病从口出”呢？

建议：日常的饮食照护，除了营养均衡和高热量、高蛋白饮食之外，可针对不同的治疗副作用，采用调整食物的烹调方式和种类的方法，进而改善和提升人体免疫力，使患者更有体力对抗癌症病魔。

一、淋巴瘤饮食的误区

（一）淋巴瘤会越吃越大

肿瘤患者进行营养支持时，人们可能担心营养支持会使肿瘤生长加速，实际上营养支持不可能在短期内对肿瘤的增长产生很大的影响，所以在肿瘤接受有效治疗的前提下无须担心因为加强营养会“养肥肿瘤”。

研究证明，肿瘤组织和正常组织的代谢是不同的，正常组织以脂肪和氨基酸为主要能源，大多数正常组织在有氧时通过糖的有氧分解获取能量，只有在缺氧时才进行无氧糖酵解。而肿瘤组织以葡萄糖为主要能源，以无氧糖酵解供能，对氨基酸和脂肪利用差。肿瘤组织即使在有氧条件下，也主要以无氧糖酵解获取能量。所以肿瘤患者的营养配方应以低糖、高蛋白为主，加上免疫营养物质和全面的维生素、矿物质，既可以改善患者的营养状态，又不促进肿瘤的生长。所以科学的营养支持不但不会促进肿瘤的生长，还会对肿瘤的抑制有很大的作用。对肿瘤患者而言，即使不补充营养，由于肿瘤强大的营养争夺能力，它仍会以旺盛的糖酵解形式消耗机体的骨骼肌，从患者的身体争夺营养，损伤机体免疫功能。也就是说，即使肿瘤患者整天不吃不喝，肿瘤细胞仍可疯狂生长。癌症患者同正常人一样，如不增加营养就会造成营养不良，从而降低机体的免疫力，加快病情的发展，造成机体日渐消瘦，最后出现恶病质等严重影响患者康复的问题。相反，增加营养不仅能改善机体的营养不良状况，提高机体的免疫力，而且能使机体的抗癌能力得以提高。所以对肿瘤患者而言，担心加强营养会促进肿瘤生长是没有必要的，相反，应该担心的是营养不良导致的一系列问题。

（二）节食“可饿死肿瘤细胞”

肿瘤组织代谢的特点是即使外源性营养供给严重不足，肿瘤仍能从宿主体内不断获取所需要的营养物质。限制患者的营养，对患者产生的危害远远超过抑制肿瘤生长的作用。所以期望用节食来“饿死肿瘤”是行不通的。接受放疗的肿瘤患者，一方面放射线对机体有不同程度的损伤；另一方面肿瘤本身可消耗由食物带给机体的能量，从而使机体得不到所需的能量，使本来就营养不足的身体加速向恶病质状态发展。美国癌症中心的营养专家认为，大约40%的癌症患者实际上死于营养不良。因此，肿瘤患者的饮食与其生存率有非常密切的关系，必须重视饮食的支持。对于淋巴瘤患者来说，也应该加强营养，保持足够的能量和体力完成治疗。

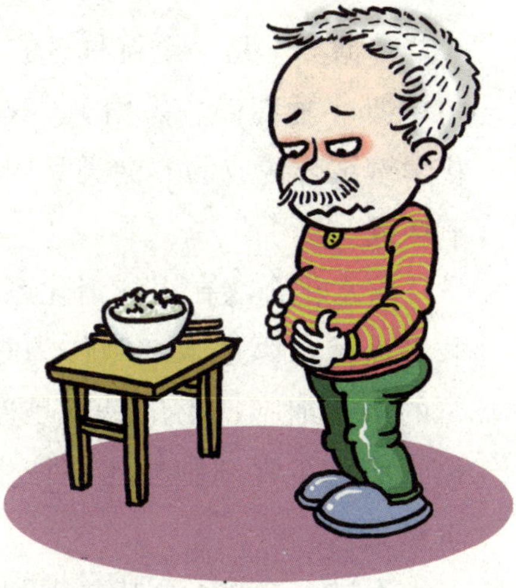

（三）“酸性食物”会导致淋巴瘤

有观点认为，有些“酸性食物”会导致人的血液变酸，继而增加患癌症的风险，因此需要多吃健康的“碱性食物”，比如绿叶菜和水果。

这种观点从生物学上根本就讲不通。确实，癌细胞不能在过度碱性的环境中存活，但问题是身体里的其他细胞也一样。

正常的血液是略微偏碱性的。肾脏负责维持血液的 pH 只在很小的正常范围内浮动。光靠吃特定的东西对血液 pH 的影响根本无法持续。吃绿叶菜对健康当然是有益的，但绝对不是因为它能改变身体的酸碱度。

另外，癌细胞周围的微环境可以呈酸性，这是因为肿瘤组织呼吸作用的代谢途径和正常组织不同。研究人员正在试图弄清造成这种变化的原因，这将有助于癌症治疗。但是没有证据表明饮食可以改变人体 pH 或者影响癌症的发病率。

（四）淋巴瘤患者不能吃糖

还有一种观点认为糖会“滋养”癌细胞，因此癌症患者应该杜绝糖类。

“糖类”是一个统称，它是一系列分子，其中包括植物中天然存在的单糖（葡萄糖、果糖）。我们平时用的蔗糖，是由葡萄糖和果糖通过化学键结合构成的。糖类又叫作碳水化合物，因为其分子都由碳、氢和氧构成。

碳水化合物在人体消化系统中会被水解成葡萄糖和果糖，然后被吸收进血液，再进入细胞作为呼吸作用的原料为我们提供能量。我们身体的所有细胞，不论是不是癌细胞，都需要葡萄糖来提供能量。由于癌细胞与正常细胞相比往往生长更为迅速，所以癌细胞对葡萄糖的需求量更大。

不过，这并不意味着糖和其他食物中的碳水化合物不同，甜食中的糖会专供癌细胞“享用”。我们的身体不会决定具体哪个细胞应该得到哪种营养成分。我们吃进去的绝大多数碳水化合物都会转化成葡萄糖、果糖或者其他小分子糖，以供给那些需要能量的组织。

为了维持饮食健康以及防止长胖，我们当然应该限制含糖食物的摄入，但是这和“含糖食物会专为癌细胞提供营养”是完全不相干的。

二、淋巴瘤饮食的“忌”与“宜”

（一）淋巴瘤饮食的“忌”

医学研究发现，有十多种化学物质有致癌作用，其中亚硝胺类、苯并芘和黄曲霉素是公认的三大致癌物质，它们都与饮食有密切关系。

亚硝胺类几乎可以引发人体所有脏器肿瘤，亚硝胺类化合物普遍存在于谷物、牛奶、干酪、烟酒、熏肉、烤肉、海鱼、罐装食品以及饮水中。不新鲜的食品（尤其是煮过久放的蔬菜）内亚硝酸盐的含量较高。

苯并芘主要产生于煤、石油、天然气等物质的燃烧过程中，脂肪、胆固醇等在高温下也可形成苯并芘，如香肠等熏制品中苯并芘含量可比普通肉类高60倍。经验证，长期接触苯并芘，除能引起肺癌外，还会引起消化道癌、膀胱癌、乳腺癌等。

黄曲霉素是已知的最强烈的致癌物。医学专家认为，黄曲霉素很可能是肝癌发生的重要原因。在一些肝癌高发区，人们常食发酵食品如豆腐乳、豆瓣酱等，这类食品在制作过程中如方法不当，容易产生黄曲霉素。

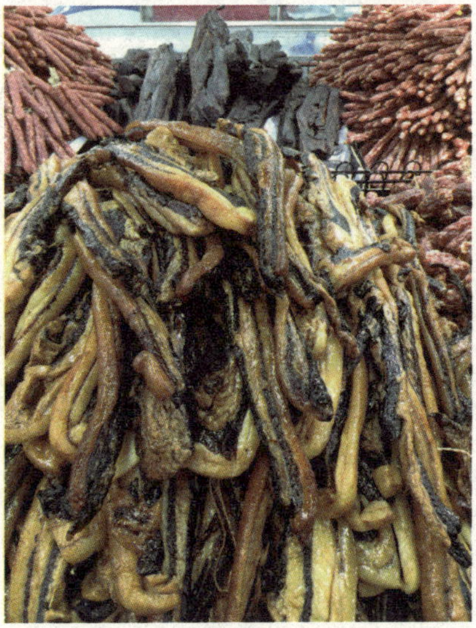

食物致癌排行榜如下。

（1）腌制食品：咸鱼产生的二甲基亚硝酸盐，在体内可以转化为致癌物质二甲基亚硝酸胺。咸蛋、咸菜等同样含有致癌物质，应尽量少吃。

（2）烧烤食物：烤牛肉、烤鸭、烤

鹅、烤乳猪、烤羊肉串等，因含有强致癌物不宜多吃。

（3）熏制食品：熏肉、熏肝、熏鱼、熏蛋、熏豆腐干等含苯并芘致癌物，常食易患食道癌和胃癌。

（4）油炸食品：食品煎炸过焦后，产生致癌物质多环芳烃。咖啡烧焦后，苯并芘会增加20倍。油煎饼、臭豆腐、煎炸芋角、油条等，因多数是使用重复多次的油，高温下会产生致癌物。

（5）霉变物质：米、麦、豆、玉米、花生等食品易受潮霉变，被霉菌污染后会产生致癌毒素——黄曲霉毒素。

（6）隔夜菜：隔夜熟白菜和酸菜等会产生亚硝酸盐，在体内会转化为致癌的亚硝胺。

（7）反复烧开的水：反复烧开的水含亚硝酸盐，进入人体后生成致癌的亚硝胺。

（二）淋巴瘤饮食的“宜”

患者的饮食宜清淡，多食蔬菜；忌辛燥刺激之物，如姜、蒜、韭菜、花椒、辣椒等；忌烟酒。

患者应定时、定量进食，不要暴饮暴食、偏食，要有计划地摄入营养和热量。

多吃富含维生素A、C的蔬菜和水果。常吃含有抑制癌细胞的食物，如卷心菜、荠菜、蘑菇等。少吃精米、精面，多吃粗粮、玉米、豆类等杂粮。

低脂肪饮食。常吃瘦肉、鸡蛋、酸奶。少吃盐腌、烟熏、火烤、烤煳焦化、变质食物。

常吃干果类食物，如核桃、南瓜子、西瓜子、花生、葡萄干等。它们富含多种维生素及微量元素、纤维素、蛋白质和不饱和脂肪酸，营养价值高。

（三）预防淋巴瘤的饮食原则

1. 提升免疫系统功能

多吃含有维生素 C 和多酚类的蔬果，例如番茄、蔓越莓、蓝莓、苹果、胡萝卜、葡萄等，可增强免疫力，预防感冒，对抗自由基。

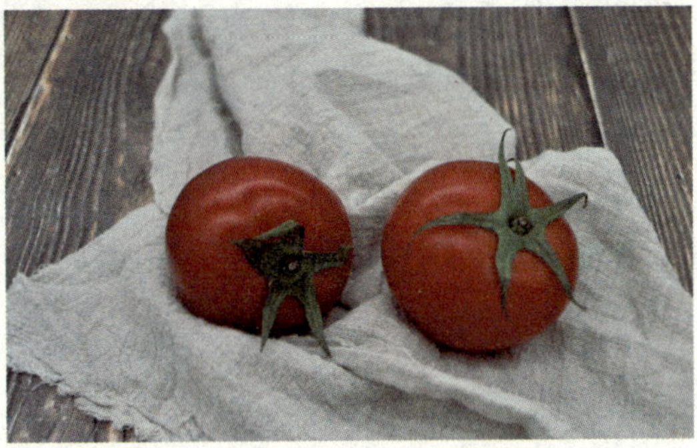

药膳养生则可吃灵芝、云芝、冬虫夏草等，其中所含的丰富多醣体和三萜类，对于免疫力的提升很有帮助。

2. 增进食欲和营养吸收

淋巴瘤患者经过化疗后，常有如恶心、呕吐等消化道反应，也会出现由于骨髓抑制、造血功能受损引起的血项下降等现象。在饮食调理上要注意增加食欲和食用营养丰富的食品。食欲不振时，可利用口味微酸的饮料或食物开胃，增加食物摄取量。常见的酸性饮料如柠檬汁、柳橙汁、酸梅汁；常见的食物如柠檬鱼、糖醋里脊、咕噜肉或番茄炒蛋。

3. 摄取软流质食物

口干、口腔溃疡或吞咽困难者，餐点宜质软细碎，或以汤汁饮料助吞，进食要细嚼慢咽。有恶心、呕吐现象者，则选择简单、清淡的清汤或清流质配方。

4. 多吃滋阴清淡、甘寒生津的食物

淋巴瘤患者经过放疗后，机体损害较大，临床常见灼热伤阴、口干烦躁等郁热伤津的现象。在饮食调理上，要注意多吃滋阴清淡、甘寒生津的食物，如荸荠、鸭梨、鲜藕、冬瓜、西瓜、绿豆、香菇、银耳等。

5. 食用含维生素 A 丰富的食物

维生素 A 的主要功能是维持上皮组织结构正常，刺激机体免疫系统，调动机体抗癌的积极性，抵御致病物质侵入机体。含维生素 A 丰富的食物有蛋黄、动物肝（猪、羊、鸡等）、胡萝卜、莴笋叶、油菜等。

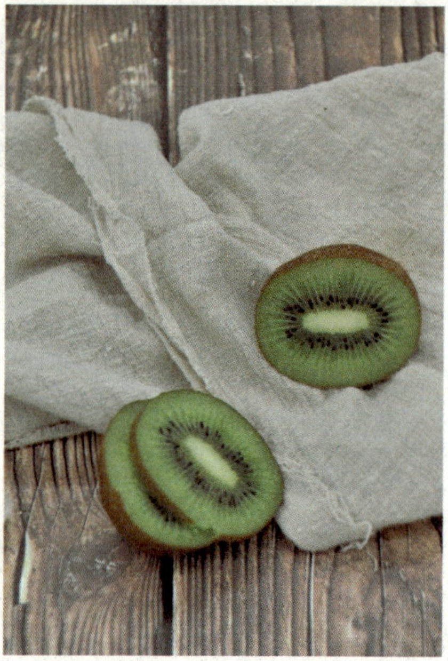

6. 选择具有抗肿瘤作用的食物

荠菜、黄花菜、甲鱼、薏米仁、慈姑、白萝卜等食物能提高巨噬细胞吞噬癌细胞的活力，对抗癌有利。另外，夏枯草、红薯、玉米、猕猴桃等食物中也含有一定的抗癌成分。

7. 其他注意事项

少量多餐，避免太甜、油腻食物，进食后宜采坐姿休息，若立刻平躺，易引发胃食道逆流现象。

（四）顺利度过放疗、化疗的饮食原则

在放疗和化疗期间，患者可能会出现食欲差、恶心呕吐等副反应，所以在放疗和化疗期间淋巴瘤患者更应注意饮食。

一是化疗的营养支持要从化疗前的 1 ～ 2 周开始，能进食、消化功能正常的，应在保证吃饱的情况下，适当多吃些富含蛋白质的瘦肉、鱼类、禽类、蛋类、奶类、大豆及其制品。每日 200 ～ 250 克肉鱼蛋类，300 ～ 500 克奶类（要有酸奶），相当于 40 克大豆的豆制品如豆腐 250 克，充足的新鲜蔬菜和水果。进食不足、消化功能差的根据病情给予肠内、肠外营养支持。化疗一般会有恶心、呕吐的反应，反应严重的会不

能进食。反应轻的宜进食清淡些的饮食，可多食些如薏米粥、姜汁粥、陈皮粥、绿豆粥、肉末粥等粥类，清淡的汤类、果汁饮料等水分充足的食物。避免油腻肥厚的食物。饮食宜少食多餐，每日 5～6 次进食为宜，喝水和进餐分开。进食速度不要太快，也不要吃太饱，食物温度适中，不烫不凉。食物的加工方式，最好以炖、煮、蒸等易消化的方法为主，必要时做成匀浆饮食。少吃油炸和烧烤食品，要注意补充水分。

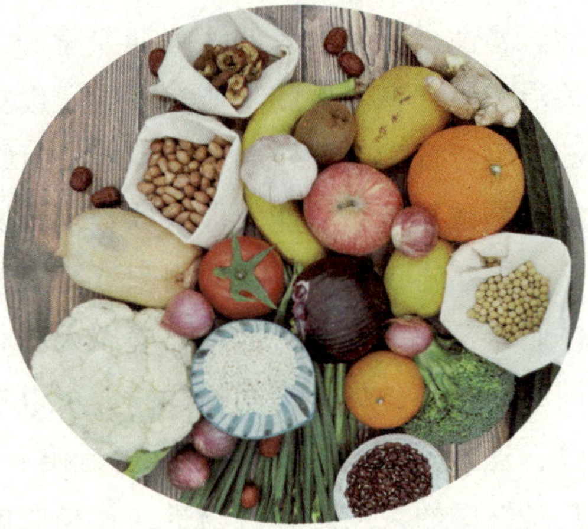

二是放疗期间除上述方法外，还应增加汤类、茶水饮料，以补充水分。出现黏膜损伤、吞咽咀嚼困难时，可将食物加工成容易咀嚼和吞咽的状态，如做肉糜、菜泥、粥类、汤类等，或做成匀浆饮食，保持营养平衡。

三、中医食疗，魅力无穷

中医学自古以来就有“药食同源”理论。这一理论认为，许多食物既是食物也是药物，食物和药物一样也能够防治疾病。

中医认为淋巴瘤的发生是由于脏腑内虚，正气不足，或因外感邪气，或因情志内伤，饮食失宜导致脏腑功能失调，脾虚不运，水津不化，聚湿成痰，痰湿凝聚，互结经络或脏腑而成。所以痰与恶性淋巴瘤的生成关系密切，基本病机是脾肾两亏，痰阻脉络，临床中医治疗通常以调节脏腑、消痰散结、活血通络为法，最常用的是消痰散结中药。因此，在食疗方面，可以适量使用一些健脾补肾、消痰散结、活血散结类的中药制作药膳。

“毒药攻邪，五谷为养，五果为助，五畜为益，五菜为充，气味合而服之，以补精益气。”这是《素问·脏气法时论》对营养康复的高度概括。恶性淋巴瘤患者的缓解期要特别注意营养问题。由于经过化疗等相关治疗后，患者胃肠功能有不同程度损害，对食物消化吸收能力降低，部分患者营养状况较差。营养康复对缓解期非常重要，采取积极的营养措施是恢复胃肠功能、促进饮食消化吸收、恢复体力的关键。

辨证施膳是以中医的阴阳五行学说、脏腑经络学说为基础，结合个体差异、季节时令、地理环境因人施膳。在中医看来，每一种食物都如同中药一样，具有不同的性味，可以根据人们的体质和病症进行辨证施膳，这是药膳食疗的精髓，也是唯一与现代营养学不同的独特之处。凡是气虚的，当用补气药膳；凡是血虚的，当用补血药膳。作为辅助治疗，使药物与药膳相互补充，相互辅佐。例如慢性胃炎患者，若症属胃寒者，宜服良附粥；症属胃阴虚者，宜服玉石梅楂饮。药膳既不是一般的中药方剂，又有别于普通食物，它强调中药与食物的合理搭配，在药物与食物的配伍组方上，按药物食物的性质，有目的地进行选择调配组合，而不是随意的凑合。它是取药物之性，用食物之味，食借药力，药助食威的一类膳食。因此，食用药膳应在辨证论治的原则下，选用对症的食物和药材，才能发挥药膳的作用。如同为咳嗽，风寒咳嗽用葱白粥；肺阴虚燥热咳嗽用百合银杏粥；而风热咳嗽则用贝母桑叶梨汁。只有掌握了正确的诊断，才能达到药膳的防病治病、强身益寿之目的。

（一）化疗期间的食疗

患者在化疗期间因恶心呕吐，吃不下东西，出现神疲乏力、面色萎黄、恶心消化不良、胸闷呕吐、腰膝酸软，以及肾精亏损、体重减轻、营养不良等现象，此时注意饮食调养可以减少化疗期间的呕吐，提高机体的免疫力，起到减毒增效之功。化疗期间要多吃一些高蛋白、高纤维等高营养的食物。高蛋白类如牛奶、鸡蛋、鱼类、肉类、家禽类、豆制品类；高纤维类如胡萝卜、番茄、柠檬、水果等。特别是有抗癌效果的胡萝卜、香菇、木耳、豆类、黄花菜、芦笋、甲鱼等可以多吃些。癌症患者的免疫力低下，常见白细胞量低于正常值，可以吃一些温补类的，如牛肉、阿胶、鸡肉、鸡蛋、鸽肉、甲鱼等。

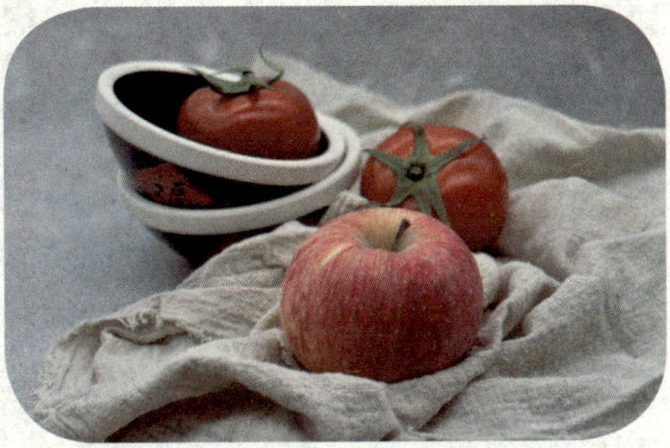

在饮食安排方面应尽量做到多样化，多吃高蛋白、多维生素、低动物脂肪、易消化的食物，以及新鲜水果、蔬菜，不吃陈旧变质或刺激性的食物，不喝碳酸饮料等产气食物，少吃熏、烤、腌泡、油炸、过咸的食物，主食粗细粮搭配，以保证营养平衡，防止腹胀、腹泻和便秘。

为防止化疗引起的白细胞、血小板等减少，宜多食补血食物和肉类，如动物内脏、蛋黄、瘦肉、鱼、黄鳝、鸡、猪骨、红枣、桂圆、阿胶等；同时可配合药膳，如党参、黄芪、当归等。为提高免疫功能，可食香菇、蘑菇、猴头菇、木耳等。

为增加食欲，防治呕吐，可更换食谱，改变烹调方法，增加食物的色、香、味；少量多餐，吃一些清淡爽口的生拌凉菜；在饮食中可加入一些生姜。

如出现免疫功能下降、白细胞减少、消化道黏膜溃疡、脱发等症状，宜补充高蛋白质食品，如奶类、瘦肉、鱼、动物肝脏、赤小豆等。河蟹、黄鳝、生鱼、牛肉等也有助于白细胞增多。

为了减少化疗中便秘症状，应多吃维生素含量丰富的蔬菜、水果及其他一些有助于抗癌的食物，如芦笋、海带、海藻、洋葱、大蒜、蘑菇等。也可用润肠通便的食疗方。

下面介绍几个美味又能减轻化疗毒副反应的食疗方。

鹑蛋牛奶饮

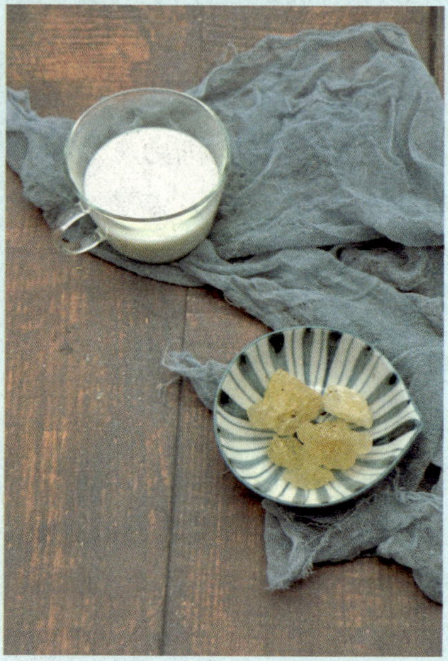

材料 鹌鹑蛋 4～5 个，鲜牛奶 300 毫升，冰糖 20 克。

做法 先将冰糖打碎溶入鲜牛奶中，煮沸牛奶后冲入鹌鹑蛋，稍为搅拌成蛋花，勿久煮。

功效 健脾益气。牛奶富含多种氨基酸及微量元素。鹌鹑蛋的营养价值很高，超过其他禽蛋，最适合体质虚弱、营养不良、气血不足的患者食用。

适应证 化疗后出现脾胃虚弱，症见饮食困难、形体羸瘦、面色㿠白、神疲乏力者。

牛奶蛋清莲子糊

材料 鲜牛奶 250 毫升，鲜鸡蛋 2 个，石莲子 100 克，冰糖或白砂糖适量。

做法 鲜鸡蛋去蛋黄留蛋清。石莲子去壳磨粉，先用适量水煮莲子粉成糊，放入冰糖或白砂糖调味，再放入牛奶及蛋清拌匀，煮沸即可服食。

功效 健脾养胃，补虚生血。石莲子具有清湿热、开胃进食、清心宁神、涩精止泻的功效，配合牛奶、蛋清等营养丰富的食物同服，效果更佳。

适应证 化疗中见消化不良呕吐、眩晕便溏者。

砂仁淮山炖猪肚

材料 砂仁 15 克，陈皮 5 克，淮山 50 克，猪肚 1 个（300 ～ 400 克）。

做法 砂仁打碎，淮山切细片，猪肚洗净并去除脂肪。将砂仁、淮山、陈皮纳入猪肚内，加水适量炖 2 ～ 3 小时至猪肚熟烂，和盐调味，饮汤或佐膳。

功效 醒脾开胃，补中益气。砂仁主治脾胃气滞、宿食不消、腹痛痞胀、噎膈呕吐、寒泻冷痢。淮山为食疗良药，可以益气养阴、补脾肺肾、固精止带，用于脾虚食少、久泻不止、肺虚喘咳、肾虚遗精等症。陈皮理气，远志安神。

适应证 化疗期间出现恶心呕吐、腹胀腹泻、不思饮食者。

五仁补血泥

材料 芝麻仁、花生仁、胡桃仁、核桃仁、甜杏仁各 50 克，白糖适量。

做法 核桃仁用水浸泡去皮，五仁混合碾碎，上笼用旺火蒸熟取出，加白糖混匀，随意服食。

功效 补虚养血，润肠通便。甜杏仁为滋养缓和性止咳药，主治咽干、干咳。核桃仁有顺气补血、止咳化痰、润肺补肾等功能。花生历来有“长生果”的美称，花生仁中含有丰富的脂肪、卵磷脂、维生素 A、维生素 B、维生素 E 以及钙、磷、铁等元素，经常食用花生仁能起到滋补益寿的作用。芝麻仁能补肺助脾，润肠通便，益肌肤。松子仁含有丰富的矿物质、维生素和不饱和脂肪酸，能促使细胞再生，防止动脉硬化及冠心病。

适应证 化疗期间出现骨髓抑制，主要表现为气血两虚者，症见吞咽不畅、大便秘结、头晕耳鸣、倦怠无力、形体消瘦者。

粉葛猪胰汤

材料 粉葛100克，猪胰1条，猪骨250克。

做法 粉葛切成薄片，猪胰洗净切成片，猪骨斩块。将以上三物一起放入锅内，加水煮1～2小时，和盐调味，饮汤或佐膳。

功效 生津止渴，补脾益肺，和胃健脾。粉葛有解肌退热、生津止渴、透疹、升阳止泻、通经活络等功效。猪胰具有益肺止咳、健脾止痢、通乳润燥的功效，常用于肺痿咳嗽、肺胀喘急、咯血、脾虚下痢等。

适应证 化疗后出现腹胀口干、食欲不振、便燥者。

牛奶淮山糊

材料 鲜牛奶200毫升，淮山50克，白糖30克。

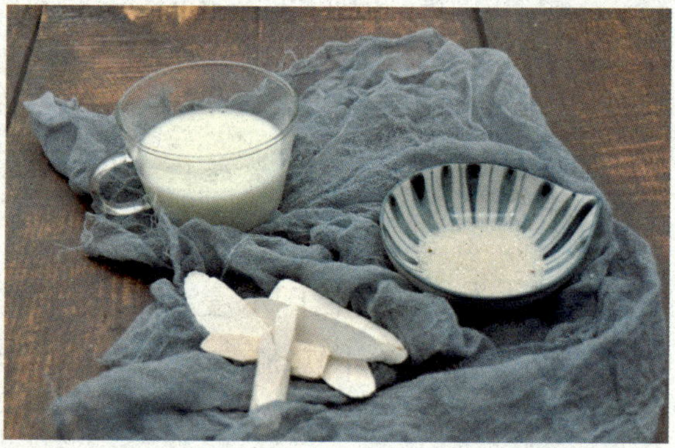

做法 先在清水中放入白糖、淮山粉，煮熟成稠糊状，慢慢调入牛奶并搅拌，至煮沸即熄火，温服适量。

功效 健脾补中，生津养胃。淮山可以益气养阴、补脾肺肾、固精止带，用于脾虚食少、久泻不止、肺虚喘咳、肾虚遗精等症。

适应证 化疗后出现不思纳食（尤其厌恶食者）。

灵龟补髓汤

材料 灵芝30克，五指毛桃50克，乌龟1只（约500克），猪脊骨200～300克。

做法 灵芝、五指毛桃用布包好。乌龟宰后去内脏，连龟甲同用，斩碎。猪脊骨连髓带肉斩断。将灵芝和五指毛桃、乌龟、猪脊骨一起加入清水适量煎熬3小时以上，去灵芝、五指毛桃渣，和盐调味后饮汤食肉。

功效 清肝滋阴，养阴益髓。灵芝具有补气安神、止咳平喘、延年益寿的功效，用于眩晕不眠、心悸气短、神经衰弱、虚劳咳喘。五指毛桃具有健脾补肺、行气利湿、舒筋活络之功，岭南地区常用于治疗脾虚浮肿、食少无力、肺痨咳嗽、盗汗等症。乌龟肉具有滋阴降火、潜阳退蒸、补肾健骨等功效。

适应证 化疗后出现骨髓抑制、阴虚火旺、烦躁不寐者。

葛花菜赤小豆生鱼汤

材料 葛花菜200克，赤小豆100克，生鱼200克。

做法 葛花菜拣洗干净，赤小豆冲洗干净，生鱼去肠脏洗净，与葛花菜、赤小豆一起加水适量煮熟，和盐调味，饮汤食鱼。

功效 清热凉血，健脾生血，消积利水。葛花菜可醒神，治酒积。赤小豆能利湿消肿、清热退黄、解毒排脓。生鱼俗称黑鱼，具有去瘀活血、滋补壮阳、收肌生津、祛寒调养等药理作用。

适应证 化疗期间出现咽干消化不良者。

参桃乌鸡汤

材料 党参50克，五指毛桃50克，薏苡仁50克，乌鸡1只。

做法 党参、五指毛桃切细。乌鸡宰杀后去肠脏，切方块。将四种材料加清水适量炖至熟烂，和盐调味，饮汤或佐膳。

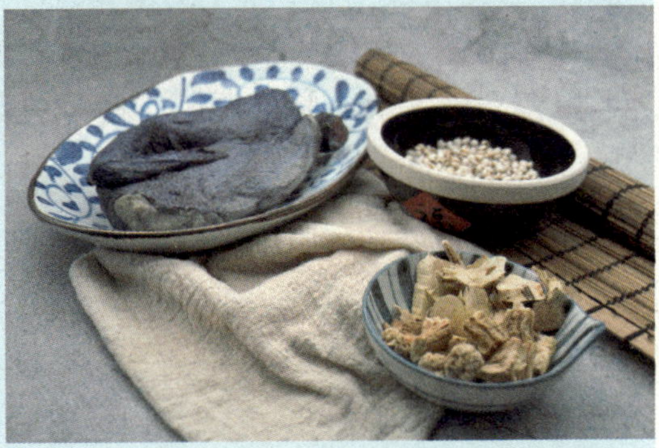

功效 补中益气，填津养血。党参、五指毛桃及薏苡仁均有健脾益气，利水消肿的功效。

适应证 化疗期间出现血虚气弱、消化不良、消瘦、神疲乏力者。

参杞牛肉汤

材料 牛肉500克，党参30克，淮山30克，枸杞10克，红枣5枚。

做法 牛肉洗净切细，抹干水，下油爆香。党参、淮山、枸杞子、红枣（去核）洗净，与牛肉一起放入锅内，大火煮沸后，小火煲2小时，调味供用。

功效 补益脾肾，益胃养阴。党参和淮山可健脾益气利水。枸杞可滋阴生津、滋补肝肾，可用于虚劳精亏、腰膝酸痛、视力功能下降、眩晕耳鸣等症。

适应证 化疗后脾虚气弱，症见形体虚羸、疲倦乏力、饮食减少者。

猪尾骨白萝卜陈皮汤

材料 白萝卜300克，猪尾骨500克，陈皮10克，盐、料酒、生姜适量。

做法 猪尾骨用温水冲洗再用清水泡清血水后洗净，冷水下锅焯水后捞起再洗净，陈皮用清水泡软后刮去里面一层白色的膜，汤锅倒入清水加入生姜片大火烧开，倒入猪尾骨、加入料酒，撇清浮沫，加入陈皮，盖上锅盖，大火烧开转小火1小时。白萝卜去皮洗净切块倒入锅中，加入盐后大火烧开转小火半小时后熄火。

功效 理气化痰，健脾和胃。陈皮可行气止呕，燥湿化痰。白萝卜具有下气消食、除疾润肺、解毒生津、利尿通便的功效。猪尾骨富含蛋白质、脂肪、维生素等成分，可以补气养血、强筋骨，益肾气、胃气。

适应证 化疗后痰多易咯者。

红枣山药羊骨粥

材料 红枣20枚，山药50克，糯米粉50克，羊胫骨1～2根。

做法 羊骨敲碎，加水适量，放入其他三物同煮成粥，每日分3次服食。

功效 补脾胃，益精血。山药、糯米可补益脾胃。羊骨可补益肝肾、化生精血。红枣可补血。

适应证 化疗后的骨髓抑制反应。

茯苓薏米粥

材料 薏苡仁30克，茯苓20克，陈皮6克，山药50克。

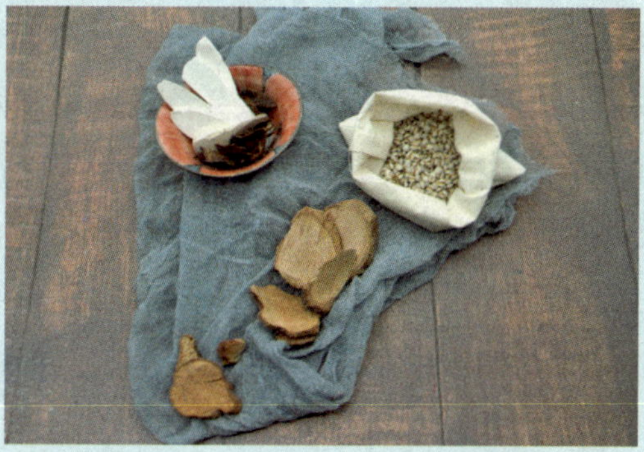

做法 加水适量，小火煮烂后，分早晚两次服食。

功效 健脾和胃、化湿止呕。茯苓、薏苡仁可健脾除湿、利水消肿。陈皮可燥湿健脾，兼可理气、降逆止呕。山药可补益脾胃。

适应证 化疗产生的消化道反应，如恶心呕吐、食欲减退。

人参莲子龙眼肉汤

材料 人参10克，莲子15枚，龙眼肉30克，红枣6枚，冰糖20克。

做法 将人参、莲子（去心）、龙眼肉和红枣用水浸泡后加入冰糖置入锅中，隔水蒸炖1小时即可食用。

功效 补益气血，扶正固本。人参大补元气，莲子补脾养心，龙眼肉补益精血，大枣补血，冰糖兼可补益中气。

适应证 化疗后耗伤气血，正气虚损，出现白细胞、血小板、红细胞下降者。

（二）放疗期间的食疗

放疗一开始，就要注意调整饮食结构。饮食宜清淡可口、易消化、富营养。最大限度地利用食欲，食欲较好时就多吃些，食欲减退或厌食时，味美可口加精神鼓励往往能收到效果。放疗常造成患者“津液亏损”及“内热”，因而最好不吃羊肉和狗肉等属于热性的食物，蔬菜可以挑选嫩叶，用量不宜过多，煎炸食物容易使人“上火”，也不宜多吃。放疗容易使患者严重口干、咽干、口腔糜烂，造成咀嚼困难、吞咽疼痛。所以最好把食物加工成容易咀嚼和吞咽的状态，如把肉类和蔬菜加工成肉酱和菜泥，并配以味美而营养丰富的汤类，以助患者吞咽。饭菜温度以适中为好。有些患者吃蔬菜和水果也感到困难，不妨改饮果汁和蔬菜汁。放疗会影响唾液腺的分泌功能，不仅使唾液分泌减少，而且变得稠厚，从而引起口中干燥。而甜味食物可减少唾液分泌，使口中更为干燥，因此要少食甜食。一般酸性食物可以增加唾液分泌，可常含吃山楂片。如用中药石斛（鲜者）煎汤代茶饮，则能滋润生津，对缓和口干颇有良效。西洋参煎汤或泡茶饮更佳。

下面介绍一些放疗期间的食疗方。

马鞭草苦瓜排骨汤

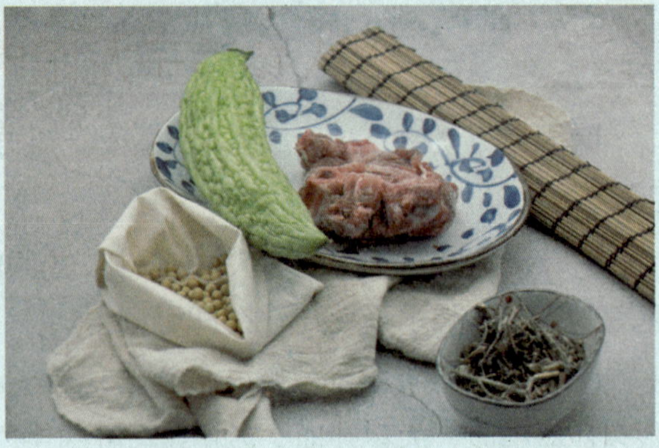

材料 鲜马鞭草60克（干品30克），鲜苦瓜500克，猪排骨250克。

做法 马鞭草洗净切成小段，用纱布包好。苦瓜去瓤切成方块，猪排骨斩细。将三物加水适量煮至烂熟，去马鞭草渣，和盐调味，温热服食。

功效 清热消肿。马鞭草具有清热解毒、活血散瘀、利水消肿的功效。

适应证 放疗期间出现尿少、尿痛、频数者。

石斛生地饮

材料 石斛、生地黄各 50 克，荷叶 1 张，白糖适量。

做法 将石斛、生地黄煮水，至沸时，放入荷叶继续煮沸 5 分钟，滤取药汁，加入白糖，待冷入冰箱。夏日做冷饮用，服时可加冰块；冬季可温服。

功效 滋阴养血。石斛被誉为“九大仙草”之首，具有滋养阴精、补益脾胃的作用。生地清热生津滋阴，养血。荷叶有消暑利湿、升发清阳、凉血止血的功效。

适应证 放疗后口干咽燥者。

川贝炖雪梨

材料 雪梨 1 个，冰糖 25 克，川贝少许。

做法 雪梨洗净削皮切开去核，成一个梨盅。梨盅里放入几粒川贝和冰糖，盖上梨盖，用牙签固定。将雪梨放入碗中，隔水蒸 30 分钟即可。

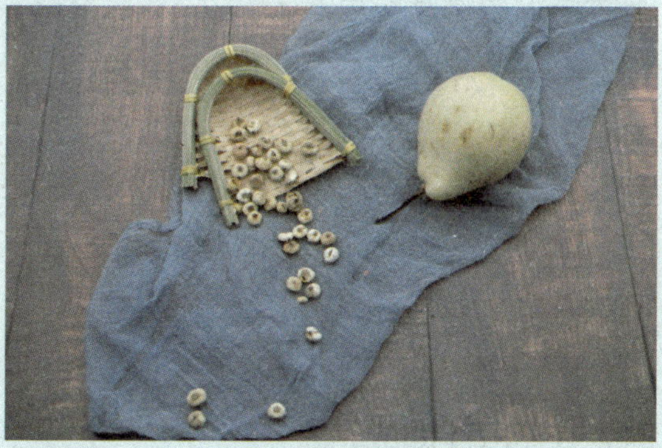

功效 润肺止咳。川贝有化痰止咳、清热散结的作用，还能养肺阴、宣肺、润肺而清肺热。现代医学研究证明，梨有润肺清燥、止咳化痰、养血生肌的作用。

适应证 放疗期间喉咙干燥，痰多咳嗽者。

地骨皮散

材料 地骨皮50克，墨旱莲50克，小麦50克。

做法 将地骨皮、墨旱莲放入锅中，加清水适量煎煮，去渣取药汁，加入小麦浸渍1夜，晒干研末。

功效 滋阴降火。地骨皮，别名枸杞根，具有退热除蒸、凉血除蒸、清肺降火等功效。墨旱莲有凉血、止血、消肿、强壮体魄的功效。小麦能养心安神、除烦。

适应证 放疗期间出现头晕目眩、口燥咽干、五心烦热、精神恍惚、烦躁不安者。

荸荠豆浆

材料 荸荠100克，豆浆250克，白糖25克。

做法 将荸荠用清水洗净，用沸水煮1分钟，放在臼内捣烂，再以洁净纱布绞汁待用。生豆浆放在锅内烧沸，掺入荸荠汁，待凉倒入碗中，加白糖搅匀，即成。

功效 凉血化湿。荸荠具有清热解毒、凉血生津、利尿通便、化湿祛痰、消食除胀的功效。

适应证 放疗后口干少津者。

玄参麦冬乌梅茶

材料 玄参15克，麦冬10克，乌梅10克，金银花15克，生甘草3克。

做法 将以上五味洗净，入锅，加水适量，煎煮2次，每次半小时，去渣取汁即成。

功效 养阴润燥，利咽止渴。玄参有清热凉血、滋阴降火、解毒散结的功效。麦冬有生津解渴、润肺止咳的功效。乌梅具有敛肺、涩肠、生津的功效。金银花能清热解毒。生甘草可以补脾益气，清热解毒，祛痰止咳，缓急止痛。

适应证 放疗后出现口干舌燥、咽喉肿痛、吞咽困难、不思饮食、大便干结、小便短少、舌红少津等热盛津伤症候者。

（三）放疗、化疗结束后的食疗

放疗、化疗结束后这段时间属于治疗的空窗期，因此在此阶段通过合理的食疗改善体质，有利于防止肿瘤的复发，同时能为下一阶段的治疗储备体力。

下面就介绍一些该阶段合适的食疗方。

鹧鸪除痰汤

材料 鹧鸪 1 只，法半夏 20 克，川贝 10 克，生姜 3 片。

做法 鹧鸪宰开，去除内脏后洗净。用适量水，把鹧鸪和其他用料一起放进炖盅内，隔水炖 3 ～ 4 小时，调味便可。

功效 润肺化痰。法半夏清热润肺，化痰止咳。鹧鸪因特别喜欢吃苦味的半夏苗，因而有化痰功效。

适应证 恶性淋巴瘤症见痰多、痰质清稀、咳嗽者。

猫爪草瘦肉汤

材料 猫爪草 20 ～ 30 克，夏枯草 50 克，猪瘦肉 500 克，生姜 2 片。

做法 猫爪草、夏枯草洗净，稍浸泡。猪瘦肉洗净，整块不用切。以上材料与生姜一起放瓦煲内，加入清水 2 000 毫升（约 10 碗水量），大火煲沸后，改为小火煲约两个半小时，调入适量食盐和油便可。如用于治疗可每周 2 ～ 3 次。

功效 清热散结。猫爪草有治瘰疬、肺结核、疟疾的功效。夏枯草清热泻火，明目，散结消肿。

适应证 恶性淋巴瘤症见痰多、痰黄、黏稠者。

昆布海藻汤

材料 昆布 50 克，海藻 50 克，黄豆 300 克，猪瘦肉 500 克，盐少许。

做法 将昆布、海藻、黄豆、猪瘦肉同煮成汤，加盐服食。

功效 散结利水。海藻、昆布均有清热化痰、软坚散结、利水消肿的功效，可用于治疗痰热结聚之瘿瘤、瘰疬、痰核、水肿、小便不利等。

适应证 恶性淋巴瘤症见局部淋巴结肿块明显者。

田七乌鸡汤

材料 乌鸡 600 克，田七 5 克，西洋参 20 克。

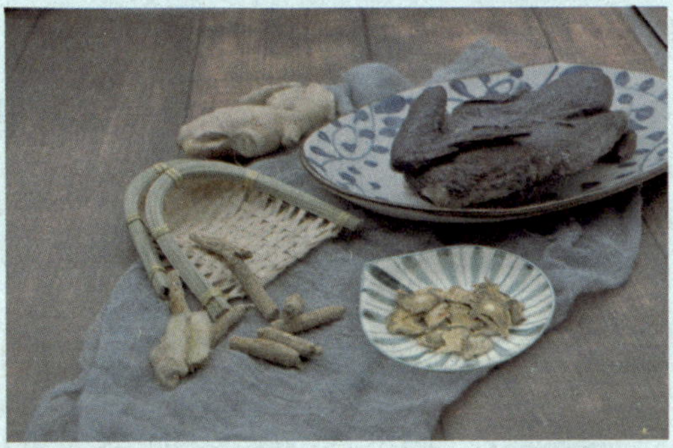

做法 乌鸡洗净切块，田七捣碎，西洋参切片。乌鸡与田七、西洋参加适量水，大火烧开后转小火煨煮，待鸡块熟烂后加盐调味即可。

功效 健脾养阴，活血止痛。西洋参益气养阴，健脾益胃。乌鸡性平味甘，能养阴退热。田七有止血散瘀、消肿定痛的功效。

适应证 淋巴瘤患者有疼痛者可服此汤活血化瘀止痛。

禅师篇

摆正心态，认识肿瘤
战略藐视，战术重视
处乱不惊，带瘤生存

随着时代的进步，虽然淋巴瘤的治疗手段越来越丰富，治疗效果也得到了提升，但淋巴瘤始终是恶性肿瘤，会为患者的生活以及家庭带来极大的影响。那现实中我们如何通过改变自己的生活习惯来预防淋巴瘤的发生，防患于未然呢？

一、从因着手，预防淋巴瘤

预防淋巴瘤应从以下几方面着手。

第一，严防病毒侵袭。可通过促进睡眠、勤运动等举措，在体内建立起一道防线，不给病毒以任何可乘之机。

第二，强化体内免疫系统。如吃好三餐，摄足与免疫力有关的养分，防止营养不良；合理用药，尽量避开抗生素、皮质激素等有损免疫系统的药物。

第三，重视食品卫生。不吃霉变食品，少吃腌制、煎炸以及高脂食物；戒烟（包括二手烟）；可适当饮酒，但决不能过量。

第四，净化环境。居室装修力求环保；正确使用手机、电脑，将电离辐射控制在允许的范围。

第五，避开有害化学物质。如不用或少用染发剂；对果蔬等进行去除农药等抗污染处理。

第六，适度日光浴。日光浴对淋巴瘤有着明显的预防作用，但不能过分暴晒，不然会有引发皮肤癌的可能。

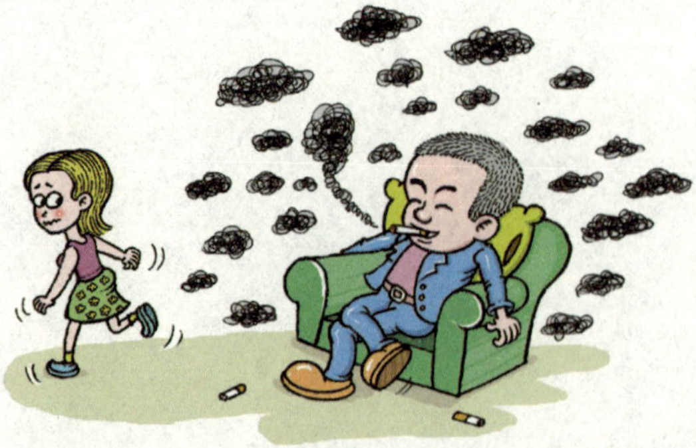

第七，高危人群做好防范措施。如具备遗传因素或年老体弱者，要了解淋巴瘤的早期信号，平常注意观察身体情况，如有淋

巴结肿大，排除其他疾病可能外，要考虑淋巴瘤的可能，这对防治淋巴瘤能起到积极的作用。

第八，改变不良的生活习惯。随着社会生活节奏的加快，人们的生活方式也发生着很大的变化，年轻人经常性地熬夜唱歌、喝酒、疯玩，但是他们不知道，经常熬夜很容易导致身体的过度疲劳，从而引起免疫功能下降，内分泌失调，体内代谢紊乱，导致体内酸性物质的沉积，最终致使淋巴组织过于酸化而出现病变。生活中压力过大可导致精神紧张，精神紧张一方面可引起脑部神经的劳累，使人身心疲惫；另一方面可引起气滞血瘀，内部毒火严重，也就是人们常说的体内“上火”，由此可能各种炎症开始出现，最终出现过度的炎症郁结，体内毒素产生。由此可见，淋巴瘤发病的主要原因在于机体的不调和，心情不平和。

下面就从禅师的角度，教你做个内心平和之人，内心平和则阴阳平和，邪气不侵。人生是一场修行，每个人都是自己人生的禅师，面对生活的磨难，选择如何修行，如何对待生活，才能最终获得生命的圆满？在这个越来越浮躁的社会，禅师精神尤其值得推崇，保持身心的和谐，对于预防疾病的发生有着极其重要的意义。

二、情志调节，预防淋巴瘤

中医把喜、怒、忧、思、悲、恐、惊七种心情和情绪称为“七情”。在正常情况下，七情是人的精神活动的外在表现，若外界各种精神刺激程度过重或持续时间过长，造成情志的过度兴奋或抑制，则可导致人体阴阳失调，气血不和，经络阻塞，脏腑功能紊乱而发病。情志致病，主要是引起五脏气机失调的病证。《素问·阴阳应象大论》指出：“怒伤肝，喜伤心，思伤脾，忧伤肺，恐伤肾。”七情内伤是导致疾病发生的内在病因，也是致使疾病发展的重要因素。中医认为情志致病是淋巴瘤发生的重要原因，情志不遂，精神抑郁，或怒伤肝气，气机阻滞，

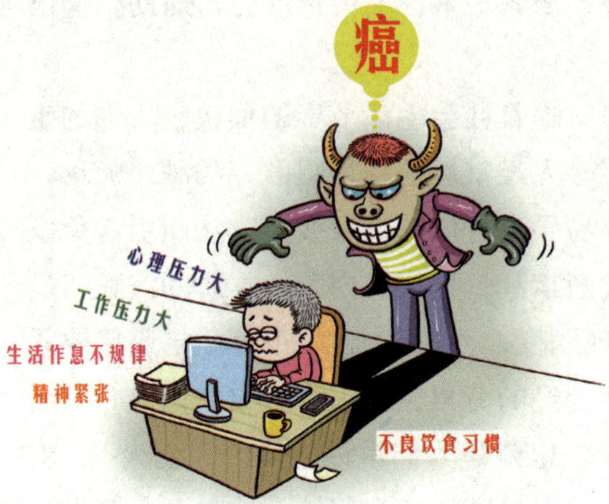

使血行不畅，脉络瘀阻，气滞血瘀，日积月累，凝聚成块则为癥积。虽然恶性淋巴瘤经治疗后临床缓解率很高，生存期也长，但多数患者由于疾病折磨，加之经济负担过重，常有恐惧、忧郁、失望等不健康的心理反应，因而严重影响了疾病的治疗和康复。

（一）减轻压力，轻松生活

淋巴瘤的发生越来越年轻化，也与日益增加的生活压力有关。因此在日常生活中，我们应该学会放松心情，以积极正确的心态去面对工作、生活和学习，减轻自我的压力。减轻压力有以下几种方式可以运用。

1. 练习冥想

冥想的意思就是闭目冥思，通常的方法就是调整自己的坐姿，让身体舒适，然后慢慢闭上眼睛，想象一种场景，比如在海滩晒太阳。可以想象一种静止的场景，场景中的所有的物体都是静止的，可以改变观察的角度来看这个场景的不同物体；也可以想象一种活动的场景，可以在想象的场景里散步，或者做其他事情。长期坚持冥想可以缓解压力，放松身心。

2. 呼吸训练

能够缓解压力的呼吸方法是使用腹部肌肉呼吸。也就是说，在呼吸的时候保持胸腔肋骨不动，通过腹部的肌肉运动来呼吸。通常所说的深呼吸其实是胸腔和腹腔同时扩张，也能起到快速缓解压力的作用。

3. 肌肉放松

这是一种主要的放松方法。让自己静卧在椅子上或者床上，然后从头到脚放松每一块肌肉，比如先放松额头，使额头舒展，等到肌肉都不紧张了，然后放松颈部肌肉，让头完全靠椅子或者枕头支撑，脖子不能用一点力。这样连续地放松身体的大部分肌肉，最后就能达到减压的作用。

（二）控制情绪，海阔天空

据医学统计，大约有 70% 的淋巴瘤患者发病与不良心理情绪有很大关系。所以医学专家们经常告诫人们防病要先治心，良好的心理状态有助于健康长寿。

1. 不良情绪为什么容易引起癌症

现代医学研究发现，癌细胞是人体正常细胞畸变产生的，人体内每时每刻都会有畸变的癌细胞的产生。之所以大多数人不会患癌症，是因为人体有强大的免疫系统，能够吞噬这些癌细胞或者抑制其发展。而不良情绪会造成人体神经系统、内分泌系统的紊乱，使得人体免疫器官和免疫功能失调，不能及时和正确地发现、消灭癌细胞，时间长了，癌细胞不断增殖，形成肿瘤，癌症就出现了。比如当人感觉到恐惧时，人体会本能地分泌大量的肾上腺皮质激素与白细胞和巨噬细胞等免疫细胞结合，这样就干扰了免疫细胞的功能，使人体免疫能力下降，就容易导致淋巴瘤细胞的生长，进而发展成淋巴瘤。

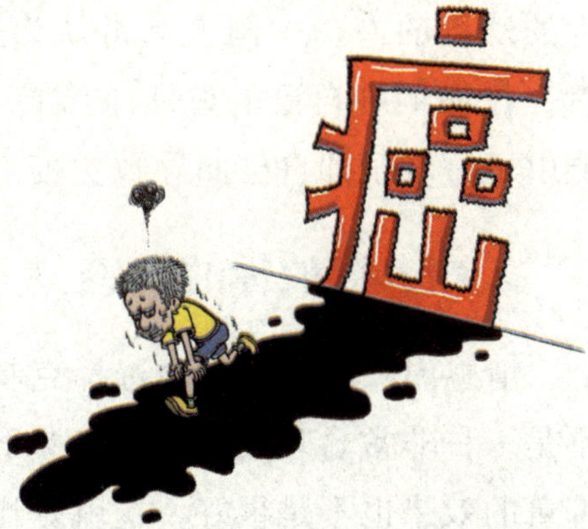

2. 哪些不良情绪是人们需要提防的

现代医学认为，容易导致癌症的不良情绪有多种，但都表现为压抑和不能宣泄的特点，比如抑郁的心理情绪，自我不能排解，别人的话又听不进去。再比如，一些有孤独情绪的人，内心的苦闷不能找人诉说，时间长了也可能导致癌症。另外，经常有紧张、恐惧、焦虑等情绪的人，也是容易引起癌症的人。中医认为，人们的心理保持平和是最重要的，无论什么情绪，过了就会损害身体健康。在中医理论中，大喜伤心、大悲伤肺、大怒伤肝、大恐伤肾，医学临床上也证明，肺癌患者通常有悲伤过度的情绪，而肝癌患者是易发火的人。所以认识到心理养生的重要性，就要在日常生活中注意保养自己的精神和心情，避免不良情绪损害健康。

（三）真的有“淋巴瘤性格”吗

德国的艾瞻克博士提出了一个非常著名的观点——“癌性格”。癌性格是说，许多患有癌症的人的性格往往是内敛的，他们非常在意他人对自己的看法，在与人交往的过程中，往往会克制自己的感情来保持一个比较稳定的人际关系。这类人在中国人的眼中就是那种“老好人”，或者说是那种处事“圆滑”的“成熟”的人，区别于我们所认为的幼稚的人，中国人常常认为这样的成熟有利于适应社会。其实不然，仅靠牺牲自己的好恶来维持人际关系不仅收不到好的效果，还可能由于过度压抑自己而导致免疫力降低，使患病的概率增加。

（四）释放你的情感

情感内敛的人往往会选择克制的方式来压抑愤怒和悲伤，其实这并不是一种非常合理的方式，如果我们不能把这类情绪“放下”，那么压抑着的效果也不是很好，这就好比是用堤坝阻拦洪水，洪水不大并且堤坝坚固的时候还好，但若是洪水太大呢？所以说，我们最好能选择合适的方式来将不好的情绪疏导出去。压抑自己的情感，让整个人长期处于悲观和抑郁之中，我们的身体会产生一种抑制免疫系统的物质，也就造成了免疫力降低，此时如果出现了淋巴瘤细胞，免疫系统不能及时发现和杀死，就会导致淋巴瘤细胞迅速增殖和扩散，形成淋巴瘤。

（五）保留个性，预防淋巴瘤

以上的叙述已经比较清楚地阐明了性格、情感与淋巴瘤的关系，所以我们可以得出结论，预防淋巴瘤，除了保持良好的生活习惯，适度运动之外，我们还应该想办法保留我们本身的个性，而不是被生活的压力改变了我们原本独特的性格，成为一个只知道忍让和顺从，只知道压抑和克制的人。因此为了生活的幸福和身体的健康，让我们留住我们的个性吧。

三、对患者隐瞒病情好吗

确诊后，不要向患者隐瞒病情，患者不是傻子，早晚是要知道的。如果遮遮掩掩，反而引起患者猜忌。如果患者不小心看到家人哭哭啼啼，或者自己发现病情，反而会想得更多，认为自己很严重，无药可救到以至于家人要掩饰病情。所以，请微笑地告诉患者，没有什么大问题，只是一个恶性淋巴瘤，医生说是可以治好的。患者积极参与治疗才能获得最大治愈希望！家人是患者的精神支柱之一，我们现在有足够的办法对付淋巴瘤。

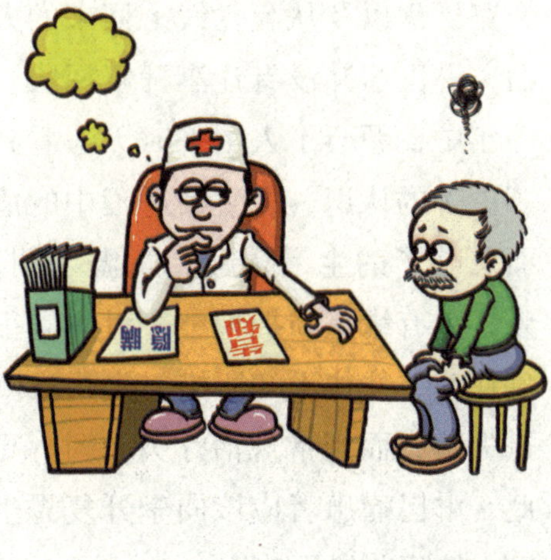

四、抗癌首先不怕癌

日常生活中，我们常看到一些人一听说自己得了癌症，便日夜不安，天天吃不下，睡不着。其实病情并未如此严重，反而是如此重的精神负担，使患者的精神状态、体力等受到严重的影响，有些人甚至抗拒和逃避治疗，最终导致疾病越来越重。民间有传言说，80% 的癌症患者死于恐惧。我们也经常听说，一些患者确诊之后，认为淋巴瘤是恶性肿瘤，立马万念俱灰，放弃治疗，放弃本可以获得更长生存时间和更好生存质量的机会。

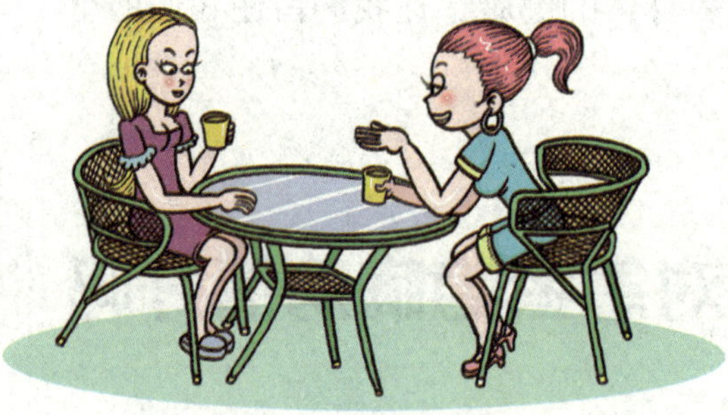

李开复在经历了淋巴瘤后，写了《向死而生：我修的死亡学分》，将他自己从得知罹患淋巴瘤的那一刻，到治疗过程中鲜为人知的故事和心路历程以及从死亡线上回来的人生思考与读者坦诚分享。在经历这些后，淋巴瘤并没有让李开复屈服，他从容地和自己竞赛，反而在生病的一年中，领会了人生平时无法看到和体会到的哲理。他对生命的意义有了更多的认识，在生命进程中的危难一刻，找回了许多过去因工作太忙而忽略了的生活乐趣，重温了朋友、亲人与社会共同关注的生命中的爱，也有缘重新拥抱整个世界。很多癌症患者，在被医生告知自己患有癌症时，往往不知所措，先是难以置信，怀疑是不是诊断错了，继而就是失落，而当常规治疗失败时，更是常常陷入消极乃至绝望的境地。因此，淋巴瘤患者应该向李开复先生学习，摆正心态，积极从容地面对病魔，抗癌首先不怕癌。

行者篇

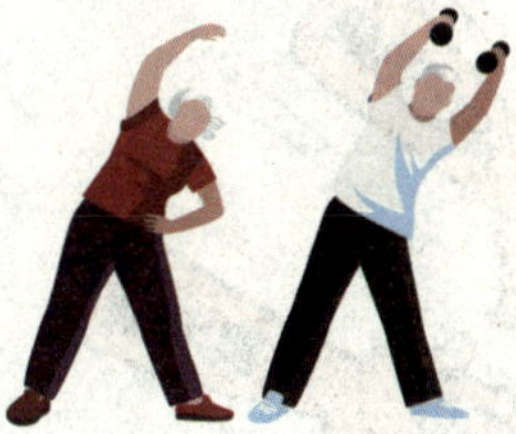

按时作息，精神饱满
适当文娱，愉悦身心
合理锻炼，逐步康复

一、调整生活方式预防淋巴瘤

养成良好的生活习惯，戒烟限酒。WHO 预言，如果人们都不再吸烟，5 年之后，世界上的癌症发病率将减少 1/3。

（1）用良好的心态应对压力，劳逸结合，不要过度疲劳。压力是淋巴瘤的重要诱因，中医认为压力导致过劳体虚从而引起免疫功能下降、内分泌失调、体内代谢紊乱，导致体内酸性物质的沉积；压力也可导致精神紧张引起气滞血瘀、毒火内陷等。

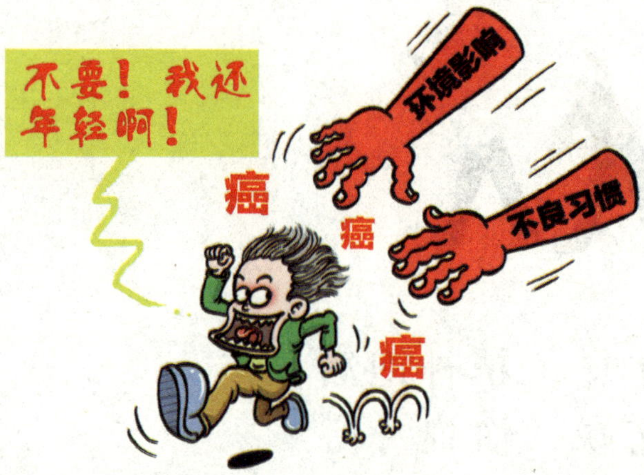

（2）生活要有规律。生活习惯不规律，如彻夜唱卡拉 OK、打麻将，夜不归宿等，都会加重体质酸化，容易患癌症。应当养成良好的生活习惯，从而保持弱碱性体质，使各种癌症疾病远离自己。

（3）不要食用被污染的食物，要吃一些绿色有机食品，防止病从口入。饮食上的随意性也可能导致淋巴瘤的产生。专家指出，长期的不良饮食结构、生活习惯会使人体整体的机能下降，引起肾虚、肝虚，进而引起身体代谢循环变慢，血气凝滞，体内产生垃圾，大量垃圾在淋巴系统里堆积，组织细胞就会癌变。

二、淋巴瘤患者的康复运动

淋巴瘤患者的康复包括心理和身体机能的康复。淋巴瘤患者在发病初期通常会经历心理焦虑、失望等消极情绪甚至产生轻生的念头，针对这种情况，要鼓励患者，正视困难，树立起战胜疾病的必胜信心。在身体方面，要注意休息，并配合以合理营养的饮食，进行适度的体育锻炼。

适量合理的运动能有效降低患淋巴瘤的风险，同时适量运动可以促进身体机能恢复，运动可加快肌肉产热，癌细胞对热的耐受力远不如正常细胞，容易被杀伤。运动使人体需氧增加，吸氧增多，人体吸氧量增多，呼吸频率加快，通过肺内气体交换，可将一些致癌物质排出体外，降低癌症的发病率。另外运动能增加免疫力，通过刺激体内某些激素的分泌，加快骨髓生成白细胞的速度，增加吞噬细胞的能力，如果体内出现少量的癌细胞，很快就会被众多的白细胞围攻歼灭。除此之外，运动可改善人的情绪，刺激人体产生内啡肽物质，可以消除忧愁和烦恼，抑制不良情绪的侵蚀。运动能增强人的意志，增强战胜癌症的信心和毅力。

（一）最简单有效的运动——散步

在肿瘤患者的康复运动中，首先值得推荐的就是散步。散步运动量不大且简便易行，不受时间、空间等条件限制，除卧床不起的患者外，所有的肿瘤患者都可以选择这种运动方式。中医认为散步可以“畅其积郁，舒其筋骨，和其癌肿的症状血脉，化其乖暴，缓其急躁”。

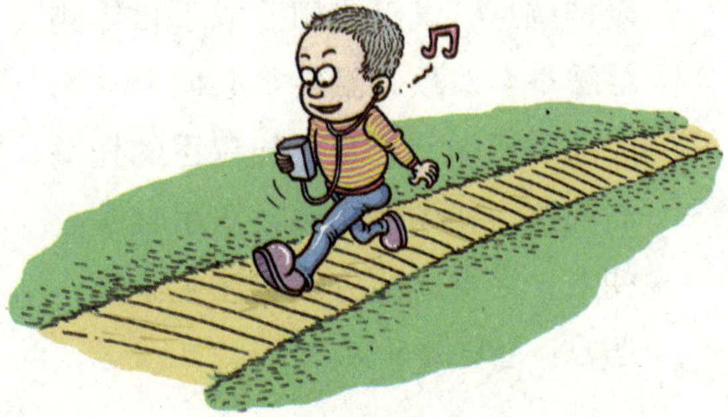

散步可以消除疲劳、安养精神、增强体力，有助入眠，祛病强身。有道是“百炼走为先”。

因其运动量小，所有的癌症患者都可以选择散步。一些术后患者常常出现腹胀、排便排气障碍，甚至出现肠粘连。适当散步，可以增强肠蠕动，预防肠粘连，恢复脏器的正常功能。放疗、化疗会损伤正常组织细胞，此时不宜进行运动量大的锻炼，而散步可自己掌握，量力而行。至于康复期患者更可以随意而行。当人散步时，全身95%的肌肉和骨骼都被调动起来，就像从头到脚给全身做了遍“按摩”，对于癌症患者是很好的运动方式。

（二）练习八段锦，强身健体

学习八段锦，可以体会动与静的结合，形与神的统一，使身体舒展，气机流畅，心中平静和安详。以下是站式八段锦的练习要领。

1. 站式八段锦口诀

双手托天理三焦，左右开弓似射雕，调理脾胃须单举，五劳七伤往后瞧。摇头摆尾去心火，两手攀足固肾腰，攒拳怒目增气力，背后七颠百病消。

2. 站式八段锦练法

（1）双手托天理三焦。自然站立，两足平开，与肩同宽，含胸收腹，腰脊放松。正头平视，口齿轻闭，宁神调息，气沉丹田。双手自体侧缓缓举至头顶，翻转掌心向上，用力向上托举，足跟亦随双手的托举而起落。托举数次后，双手转掌心朝下，沿身体前方缓缓按至小腹，还原。重复做8次。

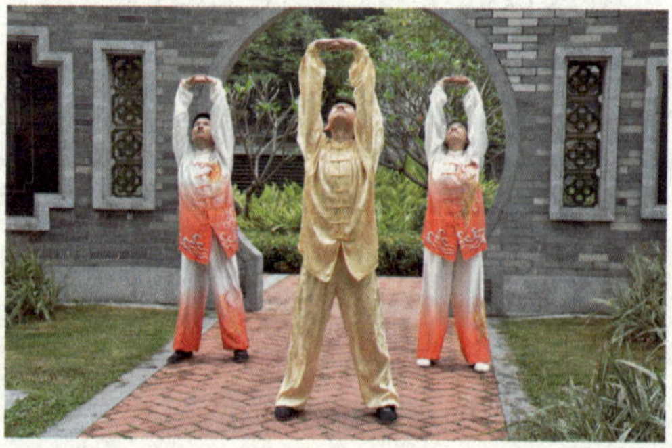

（2）左右开弓似射雕。自然站立，左脚向左侧横开一步，身体下蹲成骑马步，双手虚握于两髋之外侧，随后自胸前向上画弧提于与乳头水平一样的高度。右手向右拉至与右乳头水平一样的高度，与乳距约两拳许，就像拉紧弓弦，开弓如满月；左手捏剑诀，向左侧伸出，顺势转头向左，视线通过左手食指凝视远方，意如弓箭在手，蓄势待发。稍作停顿后，随即将身体提起，顺势将两手向下画弧收回胸前，并同时收回左腿，还原成自然站立。此为左式，右式反之。左右调换各练习8次。

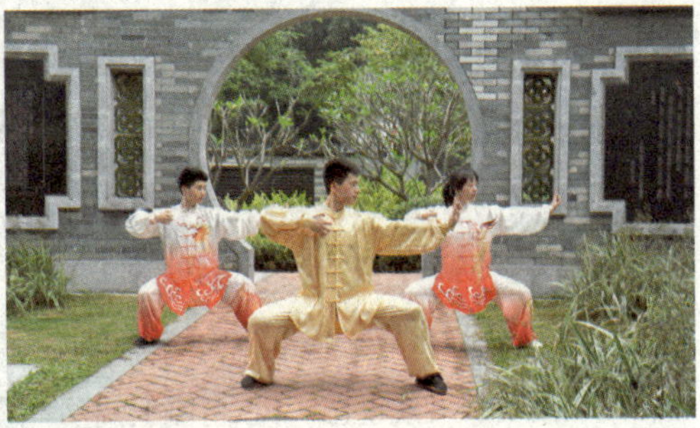

（3）调理脾胃须单举。自然站立，左手缓缓自体侧上举至头，翻转掌心向上，并向左外方用力举托，同时右手下按呼应。举按数次后，左手沿体前缓缓下落，还原至体侧。右手举，左手做按压动作。重复做8次。

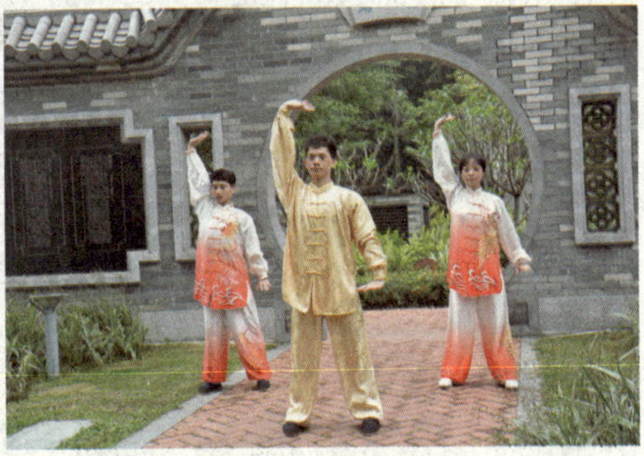

（4）五劳七伤往后瞧。自然站立，双脚与肩同宽，双手自然下垂，宁神调息，气沉丹田。头部微微向左转动，两眼目视左后方，稍停顿后，缓缓转正，再缓缓转向右侧，目视右后方稍作停顿，转正。重复做8次。

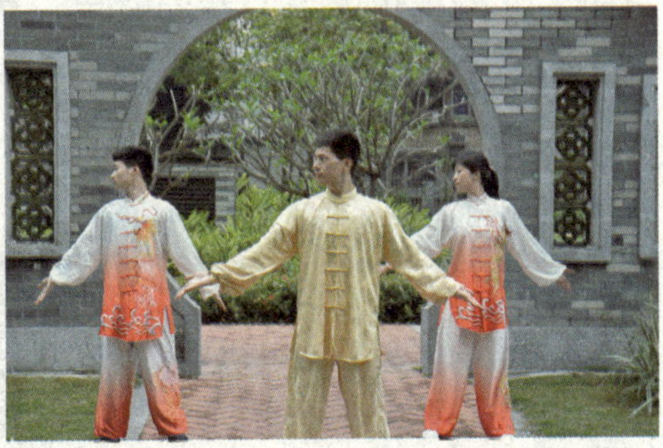

（5）摇头摆尾去心火。两足横开，双膝下蹲，成骑马步。上体前倾，稍向前探，两目平视，双手反按在膝盖上，双肘外撑。以腰为轴，头脊要正，将躯干画弧摇转至左前方，左臂弯曲，右臂绷直，肘臂外撑，头与左膝呈一垂线，臀部向右下方撑劲，目视右足尖，稍停顿后，随即向相反方向，画弧摇至右前方。重复做8次。

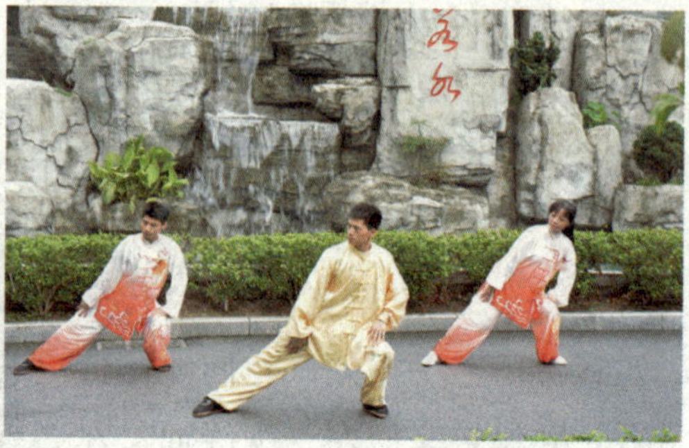

（6）两手攀足固肾腰。松静站立，两足平开，与肩同宽。两臂平举自体侧缓缓抬起至头顶上方，翻转掌心朝上，向上做托举劲。稍停顿，两腿绷直，以腰为轴，身体前俯，双手顺势攀足，稍作停顿，将身体缓缓直起，双手顺势起于头顶之上，两臂伸直，掌心向前，在自身体两侧缓缓下落于体侧。重复做8次。

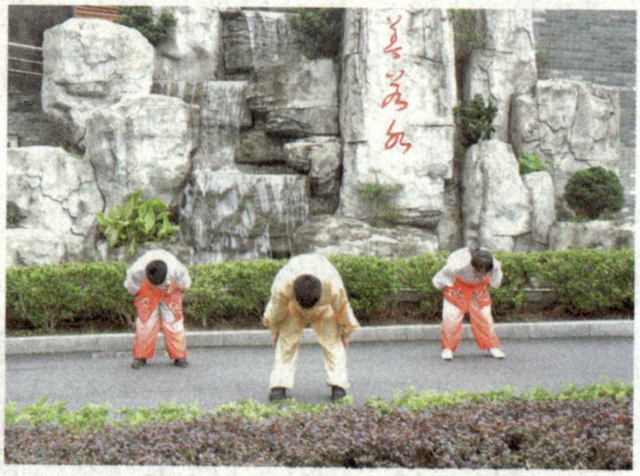

（7）攒拳怒目增气力。两足横开，两膝下蹲，成骑马步。双手握拳，拳眼向下。左拳向前方出击，顺势头稍向左转，两眼通过左拳凝视远方，右拳同时后拉，与左拳出击形成一种争力。随后，收回左拳，击出右拳，要领同前。重复做8次。

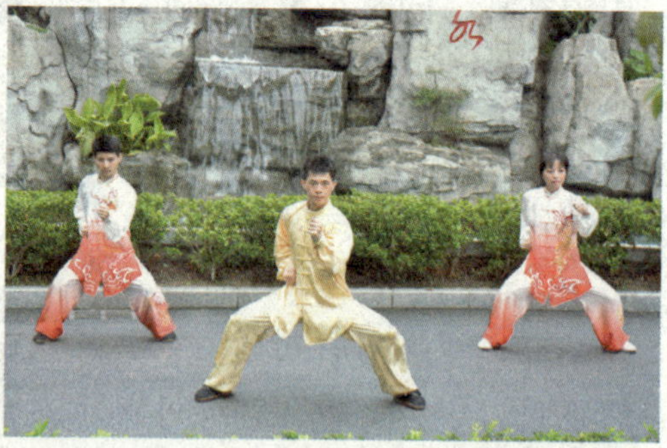

（8）背后七颠百病消。两足并拢，两腿直立，身体放松，两手臂自然下垂，手指并拢，掌指向前。随后双手平掌下按，顺势将两脚跟向上提起，稍作停顿，将两脚跟下落着地。重复做8次。

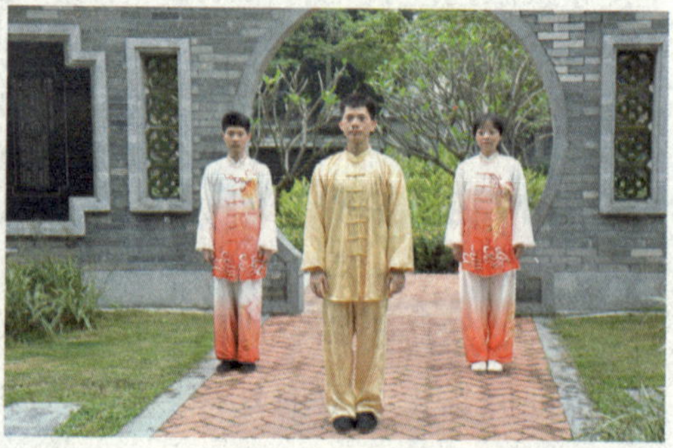

三、运动有助于保持良好的睡眠

良好的睡眠对于淋巴瘤的预防和治疗都有着极其重要的意义。对正常人而言，良好的睡眠十分必要，因为睡眠与免疫代谢有关系，而免疫代谢决定着人体的健康。若长期睡眠不足、睡眠质量差，人体免疫代谢处于一个低水平状态，不但会影响身体健康，而且极有可能诱发癌症。睡眠是消除身体疲劳的主要方式。睡眠期间，人体的代谢减弱，脏器功能得以休息，为人体机能恢复提供保证。在夜间，人体内会产生褪黑素，它所具有的抗氧化性能够抑制体内氧化物对脱氧核糖核酸（DNA）造成损害，同时它还可以抑制另外一种荷尔蒙——雌激素的产生，这种雌激素能够促使某些肿瘤的生长和发展。

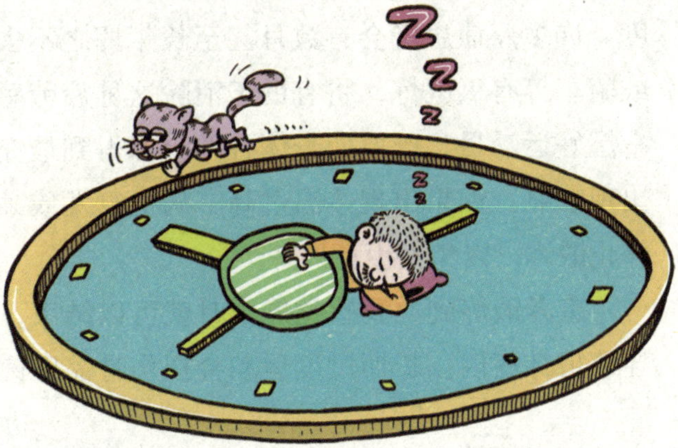

所以，对于淋巴瘤患者来说，晚上一定要在22点左右就准备睡觉，子时之前（11点之前）最好入睡，因为这段时间的睡眠效率远远超过其他时间段。午觉则只需在午时（11～13点）休息30分钟即可，以免影响晚上睡眠。但是午觉一定要睡，即使睡不着，也要闭目养神，以利于人体阴阳之气的正常交接。

四、切忌盲目过度运动

案例：已经退休的王大爷，患有淋巴瘤五六年了，渐渐成了个防癌“运动迷”。每天早上、傍晚都要锻炼个把小时，家里各种运动器械不下十种。这几天，坚持锻炼的王大爷总觉得无精打采，除了感冒、发烧，时不时还觉得胸闷想呕吐。到医院复查，才知道自己“扛不住”是因为运动过度，免疫力下降。

不少肿瘤患者在确诊后，青睐于以运动健身来提高免疫力。但肿瘤患者应全面检查身体之后，根据个人生活方式、身高、体重、年龄、日常消耗、体质等，在专业医生指导下，选择适合自身的锻炼项目和强度。许多癌症患者会有数月甚至长年挥之不去的疲劳感，如果进行快走或骑车等有氧锻炼，将有助于消除这种疲劳感。但是，锻炼身体时必须掌握好运动量，既要使身体各部分都得到最充分的活动，又不能使身体出现缺氧。如果出现体温过高、病情复发或某些部位有出血倾向时，应停止锻炼，以免发生意外。

患者锻炼到自我感觉舒服时就可以结束，不可因感觉良好而贪多，导致精神疲倦。长期过度运动会损伤骨骼肌肉，增加患心脑血管及心肺功能疾病的概率，还会削弱免疫系统。

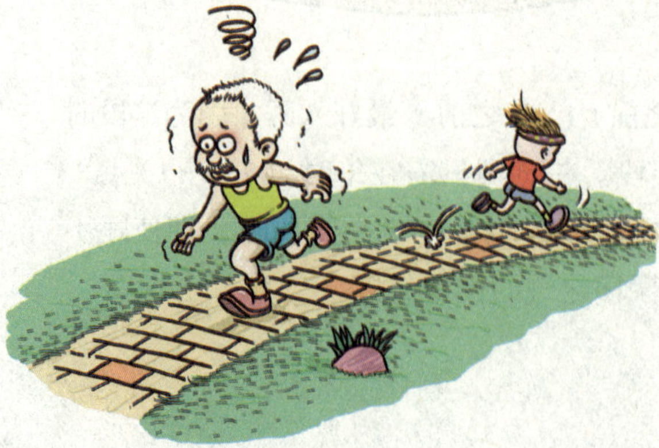

如何判断是否超负荷运动呢？首先是自我感觉。如果运动时出现轻度呼吸急促，感到有些心跳加快、周身微热，运动过后全身有轻松愉快的感觉，这表明运动适量；如果运动时呼吸困难、头晕目眩、大汗淋漓、心跳得像要蹦出来一样，运动过后全身沉重得不想再挪步，那一定是运动过度了。其次是心率。运动使心率增快才能达到锻炼效果，但运动过程中一般要保持心率在每分钟150次以内。超过这个心率，机体各脏器就会缺氧，锻炼反而变得有害无益，这就属运动过度了。

在参加体能锻炼之前，应请医生较全面地检查一次身体，做到充分了解自己，然后根据自己的情况，选择自己喜欢的且适合自己状况的运动项目。在参加体能锻炼的过程中，要善于自我观察，防止出现不良反应，并定期复查身体，以便调整锻炼方法。另外，如果遇到体温升高，癌症病情复发，某些部位出现出血倾向且白细胞含量过低等情况，最好暂停锻炼，以免意外发生，应待整体状况改善后再进行适当的锻炼。

五、身心一起动起来

淋巴瘤患者受癌魔的困扰，思想情绪大都苦闷，烦躁焦虑，悲观失望，这些犹如阴影笼罩着他们的不良情绪，对治疗康复是十分不利的。度假休闲活动是不良情绪的“释放剂”，它可让患者从紧张情绪里解脱出来，使焦虑悲观等“不良因子”通过休闲旅游释放出来，使积压在内心的负性心理得以改善，从而调动机体免疫功能，有利于战胜癌魔。处于治疗期间的肿瘤患者如果能配合度假休闲，无疑可使治疗事半功倍。

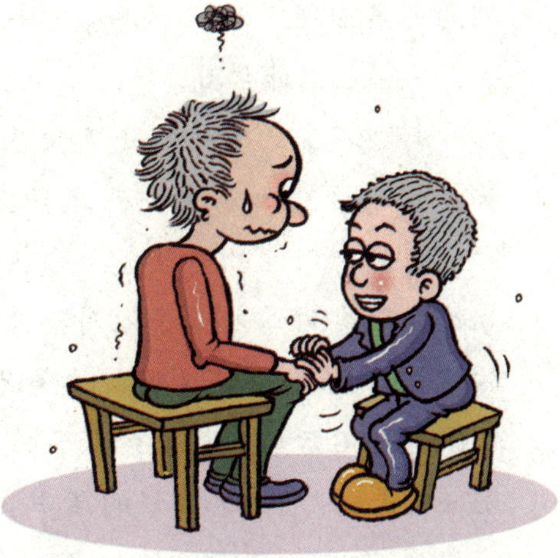

科学在发展，单纯的生理医学模式已经过时，代之以生理—心理—社会医学模式，强调了心理状态，重视了社会因素。度假休闲活动较好地解

决了患者封闭的心理状态问题，使他们走向社会，融合于群体之中，有意无意间接受了心理治疗，这是单纯药物治疗所无法比拟的。度假休闲活动也是一种治疗方法，对癌症患者而言是一种医学文化活动，因为休闲活动中免不了接触风土人情、名人轶事、人文景观，还可安排钓鱼、游览、爬山等，无不体现着文化的魅力。

六、医患齐携手，肿瘤君逃走

案例：老麦是我们肿瘤中心的老病友了，他性格开朗，治疗多年以来，一直和医护人员融洽相处。用他的话说，“我跟医生护士是一条战壕的战友，我们共同的敌人是肿瘤”，医护同事都亲切地称呼他“麦叔”。

麦叔最早是在2013年10月出现大便带血，做肠镜发现直肠乙状结肠交界处有肿物。刚刚得知这个消息的时候，麦叔心情十分沉重，本来性格开朗、有说有笑的他变得沉默少言，好多个夜晚都是彻夜难眠。家里亲人一直在他身边陪伴着他，并鼓励他积极治疗，让他重新恢复了乐观与豁达。他听取了医生的专业建议，选择鼓起勇气，坦然面对。2014年11月做肠镜提示是淋巴瘤，医生当时建议要化疗，麦叔选择了坚持配合医生进行治疗。他平时注重锻炼，身体底子本来是很好的，可化疗期间还是出现了剧烈的恶心呕吐反应，拉肚子拉个不停，实在坚持不下去，不得已只能停药。

忐忑不安的心情挤走了快乐和阳光。在病友的建议下，麦叔慕名前来广州中医药大学第一附属医院肿瘤中心找林丽珠教授进行中医药治疗。当时来门诊的时候麦叔看上去精神十分疲倦，身体也十分消瘦。林教授在门诊耐心地听了他对病情的介绍，详细查看了他的病历资料，然后语重心长地说：“从目前的情况看，你首先要做的是放松心情，不要有顾虑，把治疗的事情交给我，我可以让你吃好、睡好，同时还能顺利地完成相关治疗。”林主任的话中肯而温暖，让麦叔又重拾斗争的信心。吃了林教授的方子不到一周，麦叔胃口好起来了，也不再拉肚子，不再恶心呕吐，还顺利地完成了化疗疗程。麦叔心里想，原来中药西药配合效果这么好，一点都不感觉累了。每次前来门诊复诊，麦叔的体力、脸色都比往常好了不少，林主任也高兴地夸他，现在是“好人一个”!

然而，天意弄人，2015 年 5 月复查腹部 CT，麦叔被告知 CT 发现肝内有转移病灶。长年的抗癌之路已经让他能够坦然面对疾病和生活，他想，身边有林主任这样专业而有担当的医生，听从安排，配合治疗就好。于是，在林教授的建议下，麦叔进行了肝转移瘤氩氦刀冷冻消融治疗。术后他始终感觉肝区隐痛不适，在服用中药后不适症状便消失了。

2017 年，麦叔的病情控制得比较平稳，还能经常去白云山锻炼。麦叔还受邀参加了肿瘤中心的病友俱乐部，与广大患者交流抗癌心得。他时常挂在嘴边的一句话就是：得肿瘤固然不幸，但我身边有那么多亲人、朋友陪伴着我，还有林教授这样仁心仁术的医生跟进治疗，我感觉到温暖和快乐!

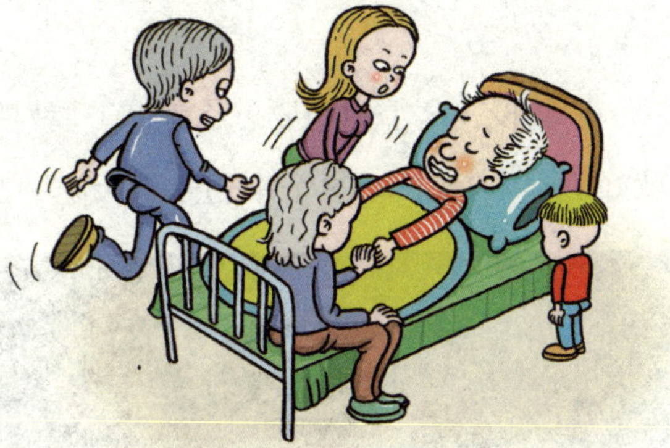

附　录

林丽珠教授教你如何煎中药

文 / 黎丽花　医学指导 / 林丽珠

“教授，这个中药要怎么煮？”“教授，煎药是不是三碗水煎成一碗就好了？”“教授，这个中药是一天吃一次，还是一天吃两次呢？”“教授，吃您的中药是不是不能吃鸡和萝卜啊？”煎煮汤药是由患者家属完成的，也是影响疗效的重要一环，无论在病房，还是在门诊，经常有人这么咨询。

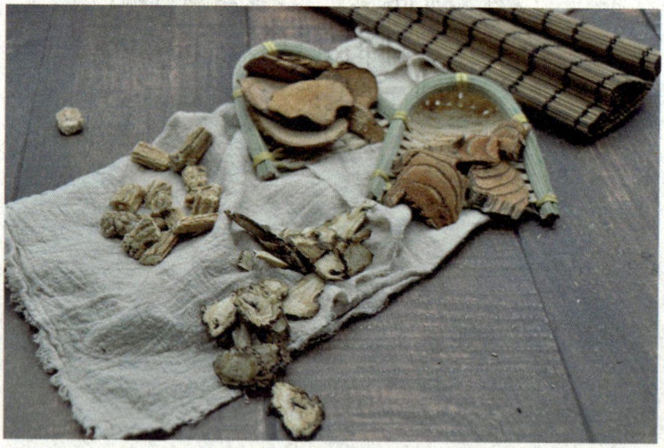

“汤者，荡也，去大病用之。”虽然中医药是我们的国粹，但其实对于如何煎药，很多人还是不懂，或者是一知半解的。究竟要如何煎药呢？煎煮中药时又有哪些技能需要注意呢？服用中药又有哪些需要忌口呢？林丽珠教授接下来将一一为你解答，指导你如何熬好中药，提高中医药的临床疗效。

如何选择煎药器皿?

林丽珠教授说：中药汤剂的质量，与选用煎煮器具密切相关。

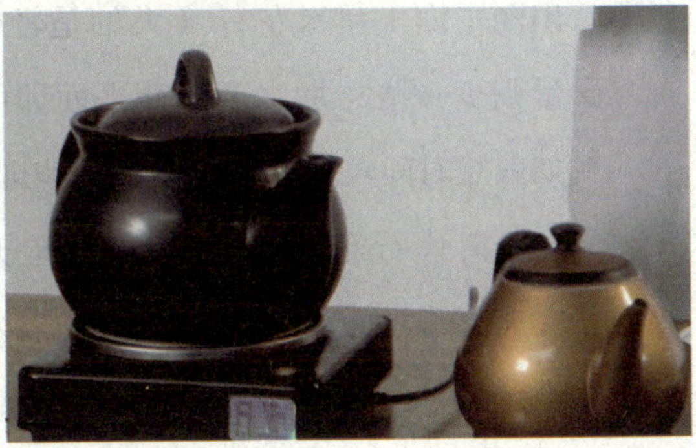

李时珍《本草纲目》中提到："凡煎药，忌铜铁器。"砂锅是从古沿用至今的传统煎药器具，现在应用广泛的紫砂药壶不但保留砂锅的优点，而且加热速度更快，清洗更方便。

如何提前漂洗、浸泡中药?

有些患者常会像洗菜一样清洗中药，其实中药材一般无须淘洗。如要清洗，也只需用水漂洗一下即可，以防药材中的有效成分丢失。

中药煎煮前应先浸泡10～20分钟。若处方以植物药材为主的，浸泡5分钟即可；而以矿物、动物、甲壳类药材为主，浸泡时间可适当延长，但一般浸泡时间最长不超过30分钟。

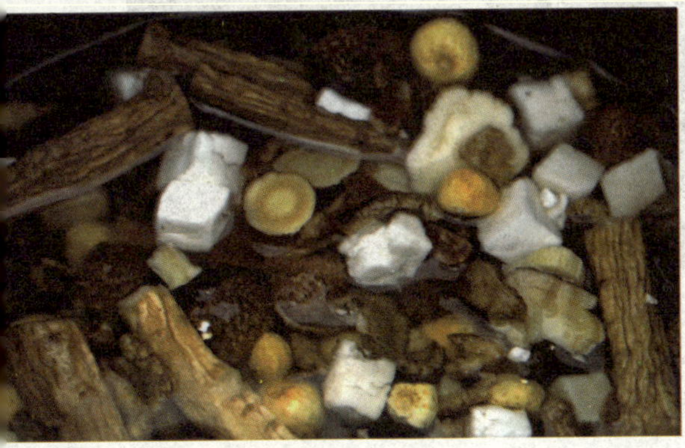

林丽珠教授特别提醒患者，浸泡时间不是越久越好，否则会引起药材变质。浸泡时多用凉水，甲壳类坚硬药材可适当用温水浸泡。

如何煎煮中药?

林丽珠教授说：一般一剂中药煎煮一次药材有效成分提取并不完

全，故以煎煮两遍为佳。对于药量较大的处方，可再煎第三遍，尤其是滋补药以及材质较为坚实者。

煮第一遍时，把药物倒入药锅内摊平，加水浸透，轻压药材时水高出药平面1厘米左右（大约是轻压药材后对齐手的平面）。第二遍用水量则少一些，加水至中药平面即可。如药材质地坚实，加水量可稍多；如煎煮时间较短，水量淹没药物即可。

清代石寿棠曾说："欲其上升外达，用武火；欲其下降内行，用文火。"因此，煎煮药物的火候需要讲究。现一般采用先武火（大火）煮沸，水沸后改用文火（小火），此时开始计算煎煮时间。

古人云："制药贵在适中，不及则药效难求，太过则气味反失。"煮药和做饭一样，用心烹饪自然美味，用心煎煮才是良药。

一般头煎需30～60分钟，二煎需30分钟左右。若为感冒药或清热药宜用武火，煮沸时间为15～20分钟即可，温服。若为补益药，煎煮时间可延长至60分钟左右，温服。煎液量成人为200～300毫升，儿童为50～150毫升。煎煮好的中药要趁热滤出，避免有效成分沉淀在药渣上。如不小心把药物煮干或煮焦了，不能再服，因为产生了一些有毒物质。

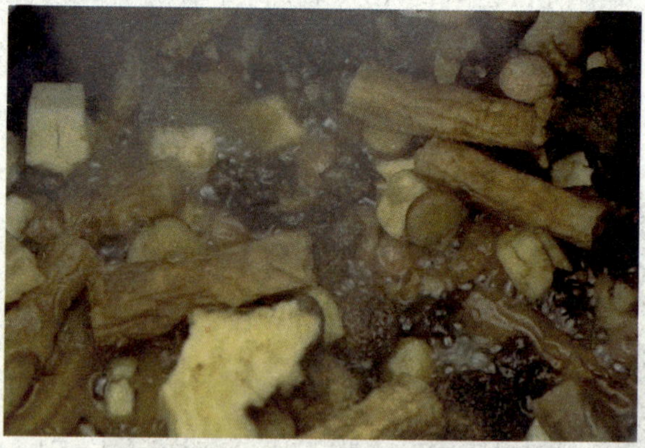

特殊药物煎煮有小贴士吗？

处方中有时会标注一些特殊药物的煎煮方法。

先煎：如煅龙骨、煅牡蛎、醋鳖甲、醋穿山甲、龟甲、石决明等矿物、贝壳、甲壳类药需加水用文火先煎30～60分钟，煎煮过程中经常搅拌以防粘锅。川乌、附子、草乌等一些毒性较大的药物，则需先煎1～2小时减毒，此时水量亦要适量增加，用后器具应反复擦洗，或煮过再用。

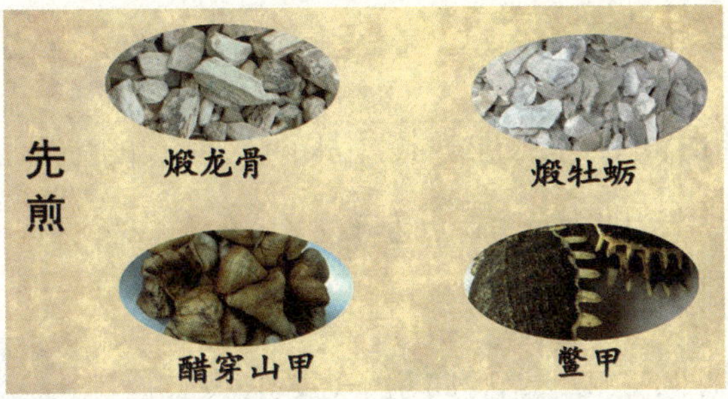

后下：如砂仁、豆蔻、鱼腥草、苦杏仁、徐长卿、木香、降香等药宜后下。在其他药煎煮以后，停火前将其纳入稍焗即可，尤其是芳香类药材，如木香、降香、砂仁等。

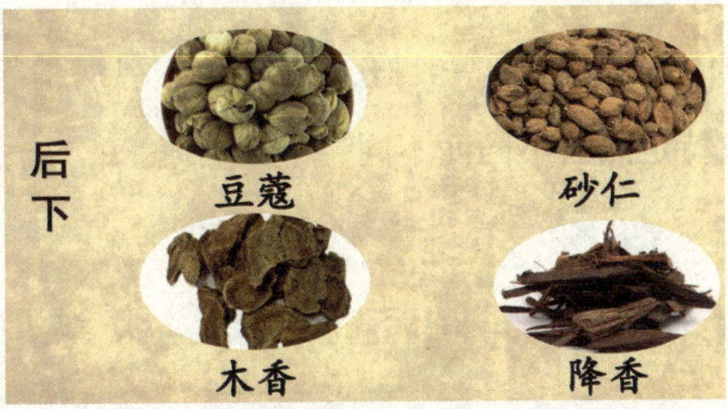

包煎：先将药物用纱布包好再放入药锅内。包煎主要是为了防止粘锅及刺激咽喉，包煎时药袋应尽量松一些。

烊化：阿胶、鹿角胶、龟胶、饴糖等需要另放入容器内隔水炖化后，再兑入其他药物同服；或直接用煎好的药液溶化后服用，注意要勤搅拌。

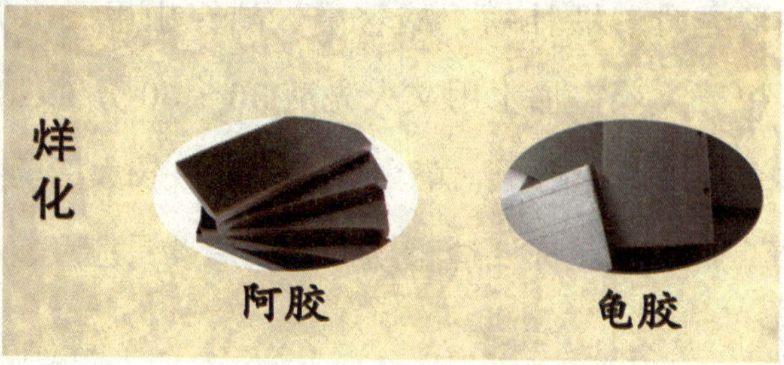

何时服药最相宜?

至于服药的时间，林丽珠教授主张两次煎煮的中药混合之后，分两次于两餐中间服用，即上午10点左右、下午3点左右各一次，以免空腹服药或饭前服药影响胃口。

服用中药期间，饮食方面应忌食生冷、油腻、辛辣，忌烟酒；黄疸、痈疽等忌食鱼、虾等腥膻食物；水肿患者应忌食盐；贫血时应忌饮茶；肿瘤患者除以上禁忌外，还应忌食羊肉、狗肉。

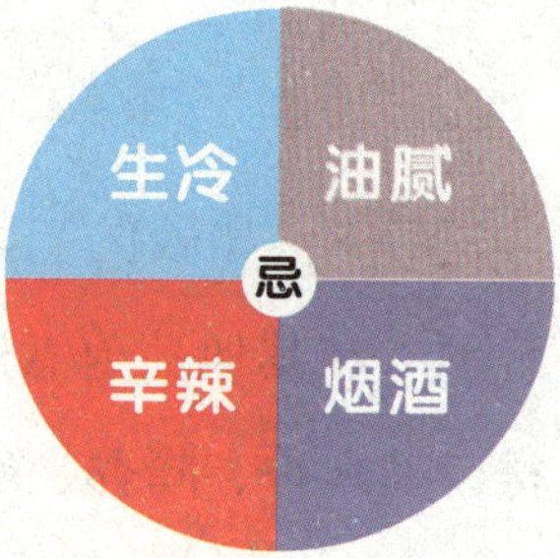

以上所讲为中药服法的一般概述，有时应视病情轻重、患者正气强弱、个别药方特定煎法不同而不同，不必拘泥。

后　记

目前肿瘤已经成为多发病、常见病，死亡率居高不下，严重危害人民的身心健康，给个人、家庭、社会带来沉重的经济负担，许多民众“谈癌色变”。防治肿瘤已成为世界医学领域乃至全社会亟须解决的重要问题和迫切任务。

全球癌症负担正以惊人的速度不断加重，世界卫生组织（WHO）《全球癌症报告 2014》调查资料显示，2012 年全球逾 1 400 万人罹患恶性肿瘤。专家预测：癌症将由 2012 年的 1 400 万人，逐年递增至 2025 年的 1 900 万人，到 2035 年，将可能达到 2 400 万人，即 20 多年时间将增加约七成，平均每 8 个死亡病例中就有 1 个死于癌症。而在我国，2015 年肿瘤新发患者 429.2 万人，死亡人数已达 281.4 万人，肿瘤防治刻不容缓。

当前我国经济的快速增长与医疗发展不平衡，民众对肿瘤防治知识的认识却并不充分，远远达不到卫生部在《中国癌症预防与控制规划纲要（2004—2010）》中提出的“对癌症主要危险因素的人群知晓率达到 50%”的目标要求，常导致肿瘤患者未能得到及时的诊断和治疗，这些也为医患关系埋下隐患。

近年来，恶性肿瘤的预防、诊断、治疗有了长足的发展，广州中医药大学第一附属医院肿瘤中心主任林丽珠教授逐步创出一条立足中医、中西结合挑战癌症的新路，其团队摸索出益气除痰法治肺癌、保肝抑瘤法治肝癌、祛瘀解毒法治肠癌等治疗方案。广州中医药大学第一附属医院肿瘤中心从一片空白发展到如今拥有 189 张床位，在全国同行中处于领先地位，称得上华南地区首屈一指的临床重点专科。

为了普及肿瘤防治知识，林丽珠教授积极响应政府号召，时刻紧扣“肿瘤防治”这个时代命题，从多年的临床实践出发，带领众多弟子，集思广益、群策群力，历经 3 年，数易其稿，终成“健康中国——中医药防治肿瘤丛书”。

本套丛书从临床实践出发，理论联系实际，就肺癌、大肠癌、肝癌、鼻咽癌、食管癌、胃癌、胰腺癌、乳腺癌、卵巢癌、宫颈癌、前列腺癌、淋巴瘤等 12 种常见的癌种，从“医师”（医药防治）、“厨师”（食物防治）、“禅师”（心理防治）和“行者”（起居保健）四个方面，进行深入浅出的剖析，用生动有趣的语言，将深奥难懂的肿瘤防治知识变得通俗易懂，让民众可以更加科学地了解肿瘤防治知识。

本套丛书以科普为基础，以实用为目的，涵盖中西医防治肿瘤的各个领域，结合多年的临床实践，重点突出中医特色，将简单实用、独具特色、疗效显著的中医药诊疗技术科普化、通俗化，内容突出科学性、可读性，可供普通群众、医学生以及医务人员等参考。

本套系列丛书的编写分工如下：《三师而行，远离肝癌》林丽珠、肖志伟、陈壮忠，《三师而行，远离肺癌》林丽珠、余玲，《三师而行，远离大肠癌》林丽珠、肖志伟、左谦、余榕键，《三师而行，远离鼻咽癌》林丽珠、李佳殷，《三师而行，远离食管癌》林丽珠、张少聪、蔡陈浩、陈壮忠，《三师而行，远离胃癌》林丽珠、林洁涛、陈壮忠、付源峰，《三师而行，远离乳腺癌》林丽珠、胡蓉，《三师而行，远离胰腺癌》林丽珠、林洁涛、陈壮忠，《三师而行，远离宫颈癌》林丽珠、孙玲玲，《三师而行，远离卵巢癌》林丽珠、孙玲玲，《三师而行，远离前列腺癌》林丽珠、陈壮忠、朱可，《三师而行，远离淋巴瘤》林丽珠、张景涛、翟林柱。感谢国医大师邓铁涛教授为丛书赐序。感谢研究生黎丽花、邬谨鸿、安博等为丛书的编写提供了诸多协助。

编　者

2018 年 6 月